TREINAMENTO DE EMERGÊNCIAS CARDIOVASCULARES

DA SOCIEDADE BRASILEIRA DE CARDIOLOGIA

LEIGOS

TREINAMENTO DE EMERGÊNCIAS CARDIOVASCULARES

DA SOCIEDADE BRASILEIRA DE CARDIOLOGIA

LEIGOS

CURSO
OFICIAL
DA **SBC**

Manole

Capa:
Thereza Almeida

Imagem de capa:
Thinkstock

Ilustrações:
Rafael Zemantauskas, Ricardo Corrêa

Projeto gráfico e editoração eletrônica:
Andressa Lira, Anna Yue

Dados Internacionais de Catalogação na Publicação (CIP)
(Câmara Brasileira do Livro, SP, Brasil)

TECA : Treinamento de Emergências Cardiovasculares : leigos / Sociedade Brasileira de Cardiologia. -- Barueri, SP : Manole, 2015.

Vários colaboradores.
Bibliografia.
ISBN 978-85-204-4035-3

1. Emergências cardiovasculares I. Sociedade Brasileira de Cardiologia.

CDD-616.1025
14-05399 NLM-WG 100

Índices para catálogo sistemático:
1. Emergências cardiovasculares : Medicina 616.1025

Edição brasileira – 2015

Editora Manole Ltda.
Av. Ceci, 672 – Tamboré
06460-120 – Barueri – SP – Brasil
Tel.: (11) 4196-6000 – Fax: (11) 4196-6021
www.manole.com.br
info@manole.com.br

Impresso no Brasil
Printed in Brazil

Diretoria da Sociedade Brasileira de Cardiologia
Biênio 2014-2015

Angelo Amato Vincenzo de Paola
Presidente

Sergio Tavares Montenegro
Vice-Presidente

Maria da Consolação Vieira Moreira
Diretora Científica

Maurício Batista Nunes
Diretor de Comunicação

Emilio Cesar Zilli
Diretor Administrativo

Jacob Atié
Diretor Financeiro

Luiz César Nazário Scala
Diretor de Relações Governamentais

Fernanda Marciano Consolim Colombo
Diretora de Pesquisa

Jorge Eduardo Assef
Diretor de Departamentos Especializados

Abrahão Afiune Neto
Diretor de Relações com Estaduais e Regionais

Pedro Ferreira de Albuquerque
Diretor de Qualidade Assistencial

José Carlos Moura Jorge
Diretor de Tecnologia da Informação

Carlos Costa Magalhães
Diretor de Promoção de Saúde Cardiovascular – SBC/Funcor

Autores

Editores

Antonio Carlos Carvalho
Rita Simone Lopes Moreira

Coordenadores

Manoel Fernandes Canesin
Sergio Timerman
Ana Paula Quilici
Elaine Peixoto
Thatiane Fachioli Polastri
Fátima Gil Ferreira

Colaboradores

Elza Anami
Thiago Liguori Feliciano da Silva
Willyan Nazima

Sumário

Prefácio

A Sociedade Brasileira de Cardiologia (SBC) deu um salto importante no seu espírito empreendedor, alinhando e estendendo a excelência consagrada da sua educação continuada dos profissionais de saúde para a comunidade leiga. Agrega nesta iniciativa a possibilidade de recrutar um número muito grande de recursos humanos para contribuir efetivamente para o treinamento e atendimento das emergências cardiovasculares no Brasil.

Construída nos pilares do TECA (Treinamento em Emergências CArdiovasculares), uma iniciativa nacional que gradativamente tem sido incorporada com sucesso em todos os programas cardiológicos de educação continuada, apresenta agora a sua edição para leigos, em uma versão clara e bem ilustrada, o TECA L, realizado por quem, ao conhecer o assunto com profundidade, sabe também adaptá-lo e simplificá-lo sem perder a objetividade.

Diante de uma realidade de atendimento assistencial complexa e quantitativamente limitada por recursos finitos em todo o mundo, a inovação substanciada cientificamente é uma das nossas melhores alternativas. Nesse sentido, a SBC, ao inovar e estender a sua educação continuada aos leigos, cumpre o seu dever cidadão necessário para treinar e conscientizar a população leiga para auxiliar a resolver ativamente as demandas assistenciais da Cardiologia moderna do nosso país.

Angelo A. V. de Paola
Presidente da Sociedade Brasileira de Cardiologia

capítulo 1

Introdução

Suporte básico de vida

Na vigência de uma parada cardiorrespiratória (PCR), a realização imediata da ressuscitação cardiopulmonar (RCP) no pré-hospitalar, inclusive com apenas compressões torácicas por socorristas leigos da comunidade, contribui sensivelmente para o aumento das taxas de sobrevivência das vítimas de parada cardíaca.

Os maiores desafios são ampliar o acesso ao ensino de RCP, estabelecer processos para a melhora contínua de sua qualidade, além de minimizar o tempo entre a RCP e a aplicação do primeiro choque.

Cerca de 56 a 74% dos ritmos de PCR no âmbito pré-hospitalar ocorrem em fibrilação ventricular (Agarwal et al., 2009; Cobb et al., 2002). O sucesso da RCP está intrinsecamente relacionado a uma desfibrilação precoce, idealmente dentro dos primeiros 3 a 5 minutos após o colapso. A cada minuto transcorrido do início do evento arrítmico súbito sem desfibrilação, as chances de sobrevivência diminuem em 7 a 10% (Cruz Filho et al., 2007; Larsen et al., 1993). Com a RCP, essa redução é mais gradual, entre 3 e 4% por minuto de PCR (Chan et al., 2008; Nichol et al., 1998; Valenzuela et al., 1997).

Programas internacionais de RCP e desfibrilação externa automática precoce realizadas por leigos com taxas de sobrevivência da ordem de 49 a 74% podem servir de modelo para melhorar o manejo da parada cardíaca em outras comunidades (Agarwal et al., 2009; Hallstrom et al., 2004; Valenzuela et al., 2000).

Portanto, as ações realizadas durante os minutos iniciais de atendimento a uma emergência são críticas em relação à sobrevivência da vítima. O suporte básico de vida (SBV) define essa sequência de ações para salvar vidas. Por mais adequado e eficiente que seja o suporte avançado, se as ações de suporte básico não forem realizadas de maneira adequada, será extremamente baixa a possibilidade de sobrevivência de uma vítima em situação de emergência.

O SBV deve ser realizado em qualquer pessoa que apresentar uma das seguintes situações de emergência: crise de asma grave, convulsões, hipoglicemia, desmaio ou síncope, trauma, envenenamento, queimaduras, hipotermia, infarto agudo do miocárdio (IAM), acidente vascular encefálico (AVE), morte súbita provocada por arritmia primária e obstrução de vias aéreas (engasgo). O SBV deve ser iniciado rapidamente independentemente do diagnóstico.

Parada cardiorrespiratória (PCR)

A PCR pode ocorrer por diversos fatores, como infarto agudo do miocárdio (IAM), acidente vascular encefálico (AVE) e obstrução de vias aéreas. Esses fatores provocam a parada do funcionamento de dois órgãos vitais, o coração e o pulmão, com consequente morte se nada for realizado. É caracterizada pela ausência de responsividade, respiração e pulso.

Infarto agudo do miocárdio (IAM)

O IAM, popularmente conhecido como ataque cardíaco, é ocasionado por obstrução em uma das artérias que irrigam o coração (coronárias), causando a interrupção do fornecimento de oxigênio e nutrientes para o local afetado por um período prolongado, evoluindo para morte celular. O IAM também pode ser provocado por um espasmo muscular da artéria.

Entre os sinais e sintomas pode-se citar:

- Dor no peito (precordialgia ou angina), geralmente em queimação.
- Formigamento no braço (geralmente o braço esquerdo).
- Suor frio (sudorese).
- Náuseas.
- Falta de ar.
- Fraqueza.
- Dor nas costas e no queixo (mandíbula) também pode estar presente.

O reconhecimento imediato de um IAM com tratamento precoce propicia uma chance muito maior de sobrevida. Para o diagnóstico desta patologia é necessária uma avaliação do profissional médico com realização de um eletrocardiograma.

Acidente vascular encefálico (AVE)

O AVE é uma alteração súbita na função neurológica, dividido em dois tipos: AVE isquêmico, ocasionado pela obstrução de uma das artérias que irrigam o encéfalo, e AVE hemorrágico, ocasionado pela ruptura de um vaso ou aneurisma, provocando o extravasamento de sangue para o encéfalo.

Os sinais e sintomas são:

- Dor de cabeça (cefaleia) forte, geralmente com início súbito.
- Alteração do nível de consciência.

- Perda da força de um dos lados do corpo.
- Debilidade facial ou assimetria facial.
- Vertigens.
- Alteração na fala (disartria ou afasia).
- Perda da visão.
- Náuseas e/ou vômitos.

Para identificar um possível AVE, pode-se aplicar uma escala muito simples, mas que auxilia bastante: escala pré-hospitalar do estudo de Cincinnati (✔ Tabela 1) (Kothari et al., 1999).

Tabela 1 Escala pré-hospitalar do estudo de Cincinnati

Sinal/sintoma	Teste	Normal	Anormal
Queda facial ou desvio de rima	Pedir para o paciente mostrar os dentes ou sorrir	Ambos os lados da face movem-se igualmente	Um lado da face não se move tão bem quanto o outro
Debilidade dos braços ou paresia	Pedir para o paciente fechar os olhos e manter os braços estendidos	Ambos os braços movem-se igualmente ou não se movem	Um braço não se move ou cai, quando comparado com o outro
Fala anormal	Pedir para o paciente dizer "o rato roeu a roupa do rei de Roma"	Usa as palavras corretas, com pronúncia clara	Pronuncia palavras ininteligíveis, usa palavras incorretas ou é incapaz de falar

O reconhecimento de um possível AVE pelos familiares e amigos é fundamental, assim como o encaminhamento, o mais rápido possível, para um centro especializado em AVE, para que seja instituído rapidamente o diagnóstico correto e o tratamento adequado.

Obstrução de vias aéreas por corpo estranho (OVACE) – engasgo

A obstrução das vias aéreas (ou engasgo) ocorre quando há uma obstrução completa das vias aéreas, podendo ser ocasionada pela queda da língua, quando o paciente está inconsciente, ou por um objeto (corpo estranho) impedindo a passagem do ar para os pulmões. Inicialmente a vítima pode estar consciente, mas se nada for realizado, em razão da falta de respiração, ela irá se tornar inconsciente, podendo ocasionar morte.

Esta emergência será abordada no Capítulo "Obstrução de vias aéreas por corpo estranho (OVACE) em adultos (engasgo)".

Considerações finais

As diretrizes internacionais de RCP e cuidados cardiovasculares de emergência, estabelecidas em 2010, e a I Diretriz Brasileira de RCP e Cuidados Cardiovasculares de Emergência da Sociedade Brasileira de Cardiologia (Arquivos Brasileiros de Cardiologia vol 101, nº 2, supl 3, agosto 2013) fortalecem a qualidade da RCP e cuidados cardiovasculares de emergência.

Neste curso, você aprenderá como agir em uma situação de emergência.

capítulo 2

Corrente da sobrevivência

PONTOS-CHAVE
A corrente da sobrevivência é composta por cinco elos:
1. Acesso rápido.
2. Reanimação cardiopulmonar precoce.
3. Desfibrilação precoce.
4. Suporte avançado rápido.
5. Cuidados pós-ressuscitação.

Definição

A metáfora "corrente da sobrevivência" descreve a sequência de ações críticas para atendimento de uma vítima de parada cardiorrespiratória (PCR), objetivando maximizar suas chances de sobrevivência.

A corrente da sobrevivência do adulto (✔ Figura 1) é composta por cinco elos interdependentes, descritos a seguir.

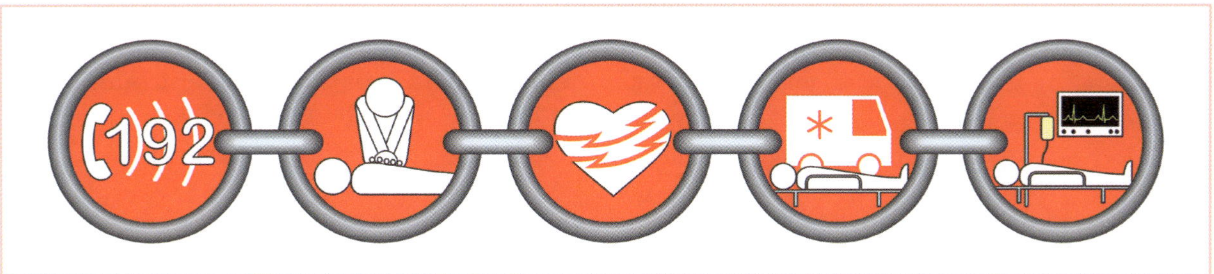

Figura 1 Corrente da sobrevivência do adulto.

Primeiro elo: acesso rápido

Avaliação do nível de consciência

Antes de se aproximar de uma vítima, o socorrista deve avaliar a segurança do local. Em seguida, verificar a existência de trauma e se a vítima está responsiva, tocando-a e chamando-a em voz alta. Mover a vítima somente se for absolutamente necessário, no caso de suspeita de trauma, para evitar o perigo de lesão medular (✔ Figura 2).

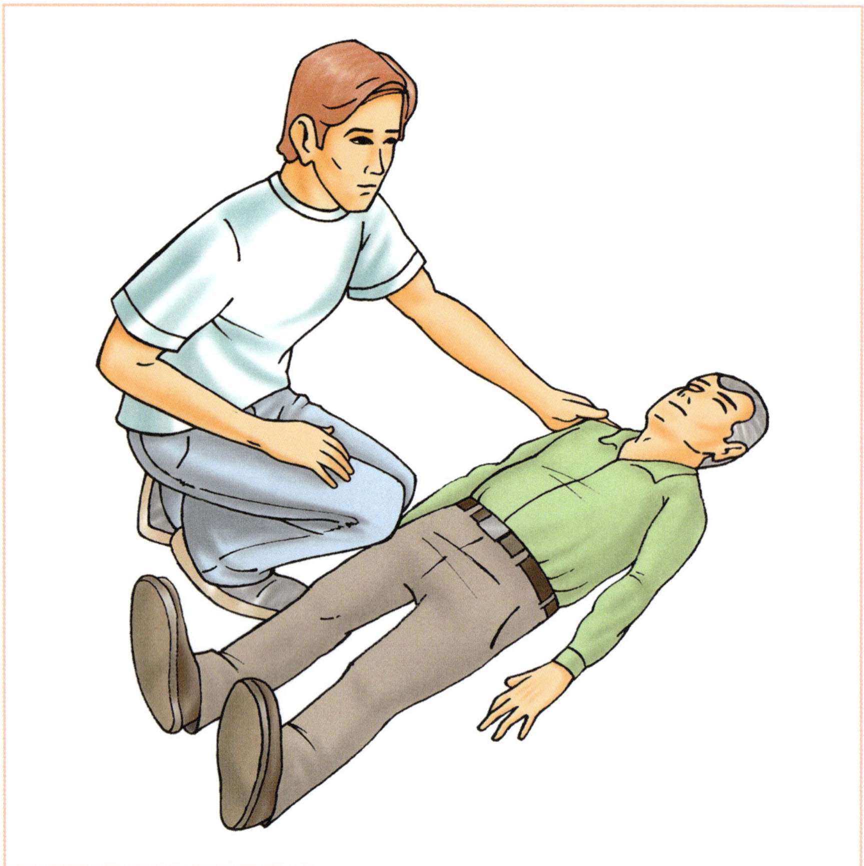

Figura 2 Avaliação da responsividade.

Ativar o sistema do serviço médico de emergência

No caso de vítimas inconscientes, deve-se chamar rapidamente o serviço médico de emergência (SME), por meio do telefone 192, ou o serviço de emergência da cidade, pronto-socorro mais próximo, bombeiros, entre outros (✔ Figura 3), solicitando inclusive o desfibrilador externo automático (DEA). Deve-se também informar os dados a seguir:

1. Endereço completo, com pontos de referência do local onde se encontra a vítima.
2. Número de telefone próximo do local.

3. Utilize o seu celular para chamar o 192.
4. Detalhes sobre o acontecido: suposta PCR, ataque cardíaco (IAM), acidente vascular encefálico (AVE), traumas importantes (p. ex., acidente automobilístico) etc.
5. Número de vítimas.
6. Condições das vítimas.
7. Os procedimentos que estão sendo empregados nas vítimas.
8. Outras informações solicitadas pela equipe do SME.

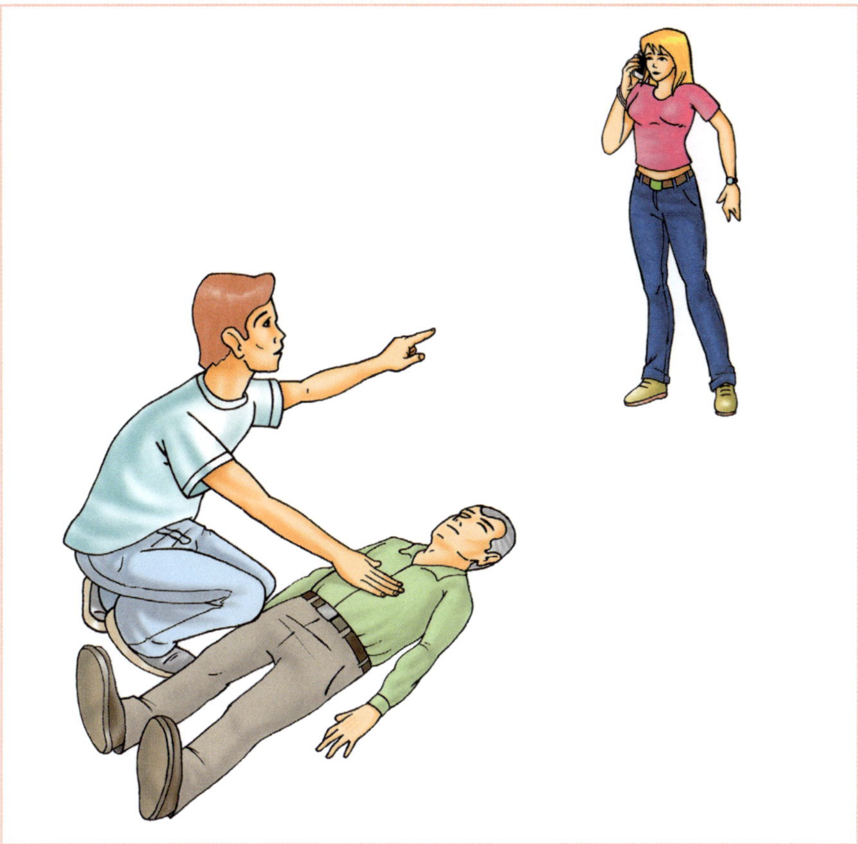

Figura 3 Contato com o serviço médico de emergência.

Segundo elo: ressuscitação cardiopulmonar precoce

Compressões torácicas

As compressões torácicas (✔ Figura 4) devem ser realizadas imediatamente após o reconhecimento do evento em uma frequência mínima de 100 compressões por minuto.

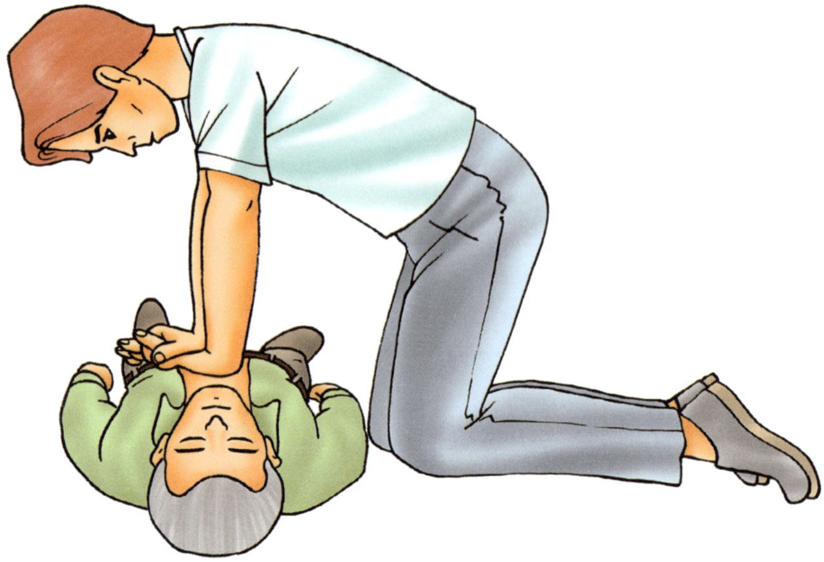

Figura 4 Compressões torácicas.

Terceiro elo: desfibrilação precoce

O DEA (✔ Figura 5) é um equipamento de desfibrilação portátil, desenvolvido para ser utilizado por leigos treinados, pois interpreta o ritmo, seleciona o nível de energia e recomenda ou não o choque.

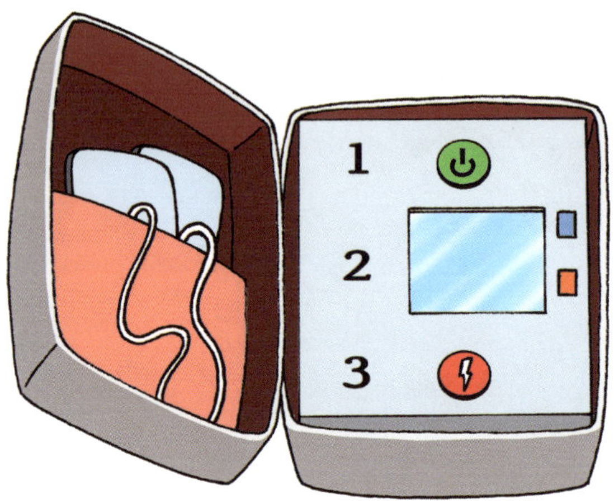

Figura 5 Desfibrilador externo automático.

Quarto elo: suporte avançado de vida

O suporte avançado de vida (✔ Figura 6) deve ser iniciado o mais rapidamente possível, porém, deve-se manter a atenção nas compressões torácicas, dessa maneira, a sobrevida da vítima aumentará e serão minimizadas possíveis sequelas causadas pela hipóxia tecidual.

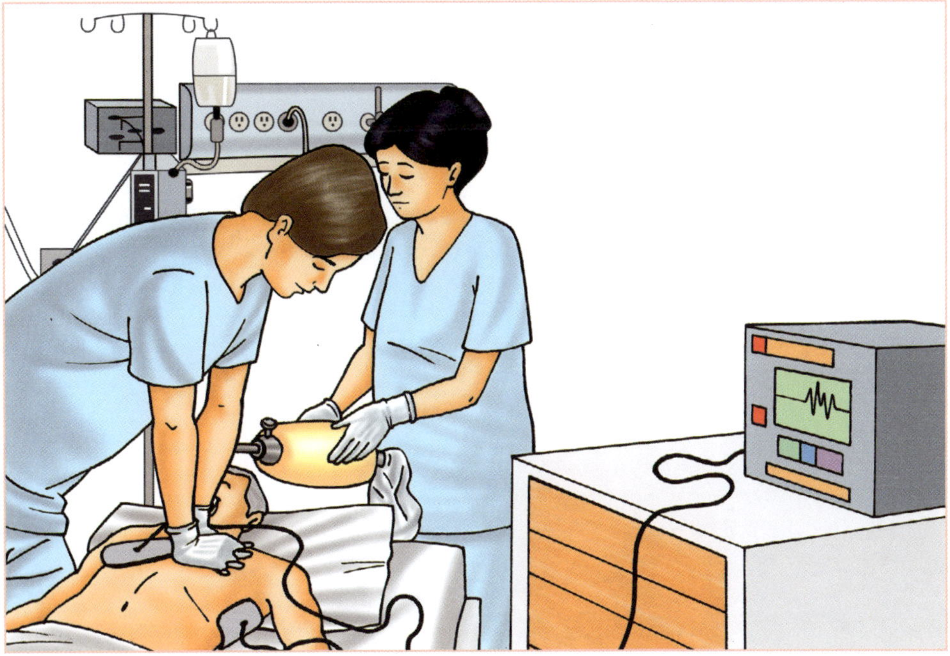

Figura 6 Suporte avançado de vida.

Quinto elo: cuidados pós-ressuscitação

Os cuidados após o retorno da circulação espontânea (RCE) abrangem um sistema estruturado, integrado e multidisciplinar, constituído por um plano de tratamento (✔ Figura 7).

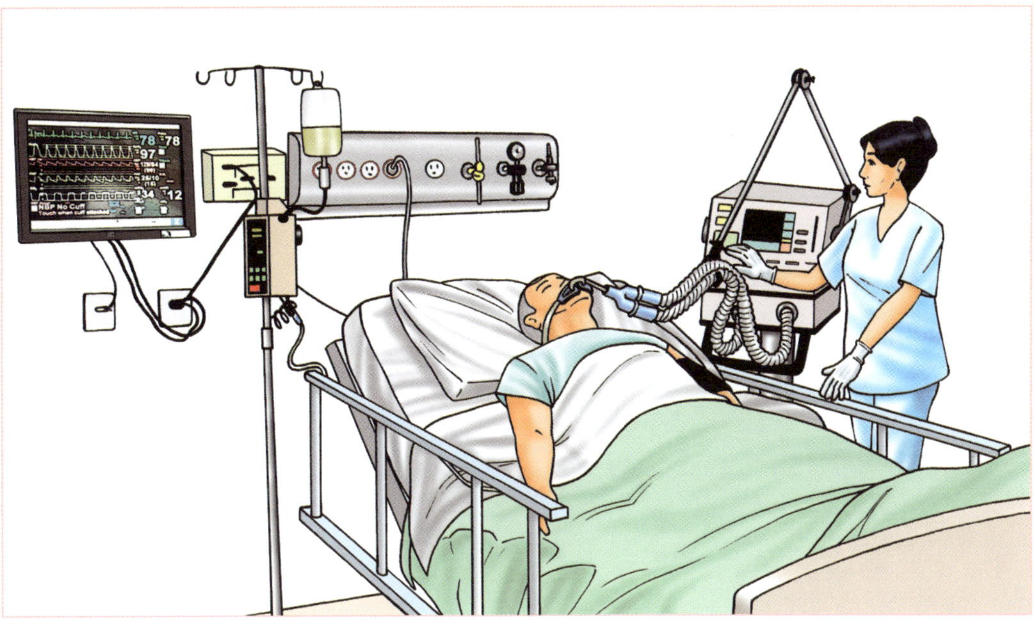

Figura 7 Cuidados pós-ressuscitação.

capítulo 3

Compressões torácicas

PONTOS-CHAVE

1. As compressões torácicas devem ser iniciadas o mais rapidamente possível, pois garantem o fornecimento de sangue para os órgãos nobres e aumentam o sucesso da desfibrilação.
2. A frequência mínima é de 100 compressões por minuto.
3. Comprimir fortemente, com a profundidade de 5 cm do tórax.
4. Descomprimir totalmente o tórax, mantendo o contato das mãos com o esterno da vítima.
5. Realizar as compressões sem parar: evitar as interrupções (tempo máximo de pausa é de 10 segundos).
6. Realizar o rodízio (pessoa que realiza as compressões torácicas) a cada 2 minutos.
7. Equipamentos com comandos/*feedback* isolados ou associados a desfibrilador automático externo ou desfibriladores manuais podem auxiliar o socorrista na realização de uma ressuscitação cardiopulmonar com qualidade.

Compressões torácicas de alta qualidade

As compressões torácicas de alta qualidade conseguem promover débito cardíaco de aproximadamente 25% do normal e perfusão cerebral de aproximadamente 10% do normal (Jackson et al., 1983). Apesar de reduzidas, as perfusões coronariana e cerebral promovidas pelas compressões torácicas são fundamentais para aumentar a probabilidade de sucesso da desfibrilação, com maiores chances de retorno à circulação espontânea.

As compressões torácicas são consideradas de alta qualidade quando obedecem aos seguintes critérios:

- Comprimem com frequência mínima de 100 compressões por minuto (comprima rápido).
- Comprimem com profundidade mínima de 5 cm (no adulto), sem ultrapassar 6 cm (comprima forte).
- Permitem que o tórax retorne à posição original após cada compressão.

Para ajudar a cumprir estes critérios, existem recursos de comandos/*feedback* que orientam a manter a frequência e a profundidade adequadas das compressões, disponíveis em dispositivos isolados, aplicativos para *smartphones* e, em alguns modelos, já incorporados ao próprio desfibrilador automático externo (DAE) ou ao desfibrilador manual.

Método para realizar as compressões torácicas

O socorrista deve posicionar-se entre a cabeça e o tronco da vítima para fazer tanto as compressões torácicas quanto as ventilações (✔ Figura 1).

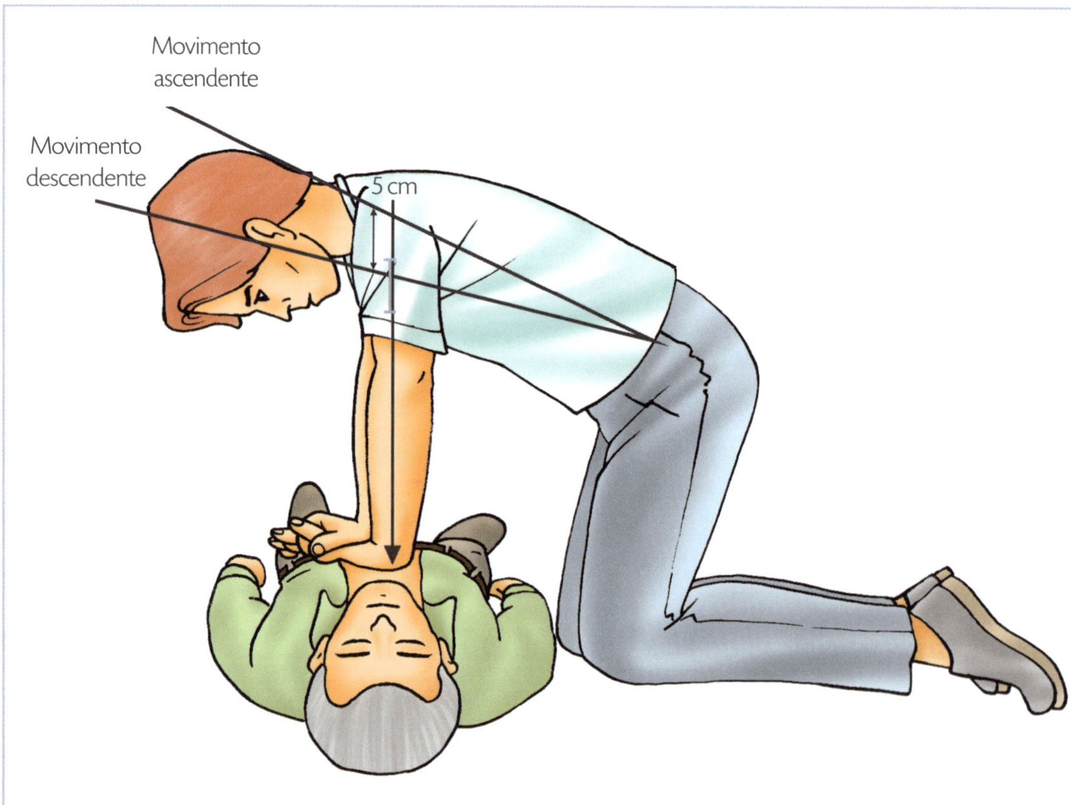

Figura 1 Posicionamento para realização das compressões.

Passo a passo

Compressões torácicas

1	Ajoelhar ao lado da vítima
2	Manter a vítima deitada de costas em uma superfície rígida
3	Expor o tórax da vítima e colocar a base de uma das mãos (região hipotenar) no centro do tórax da vítima (linha intermamilar, na metade inferior do osso do meio do tórax – esterno)
4	Colocar a base da outra mão sobre a primeira (✔ Figuras 2 a 4)
5	Entrelaçar os dedos das mãos e assegurar-se que as compressões estejam sendo realizadas sobre o esterno, fora do alcance das costelas da vítima
6	Manter os braços esticados. Não fazer nenhuma pressão sobre o abdome superior nem sobre a extremidade inferior do osso do esterno (apêndice xifoide)
7	Colocar-se na vertical em relação ao tórax da vítima e pressionar o esterno para deprimi-lo pelo menos 5 cm (sem exceder 6 cm) (✔ Figura 1)
8	Depois de cada compressão, aliviar a pressão sobre o tórax, sem perder o contato da mão com o esterno da vítima; repetir com a frequência mínima de 100 compressões por minuto
9	Os tempos de compressão e relaxamento devem ser iguais

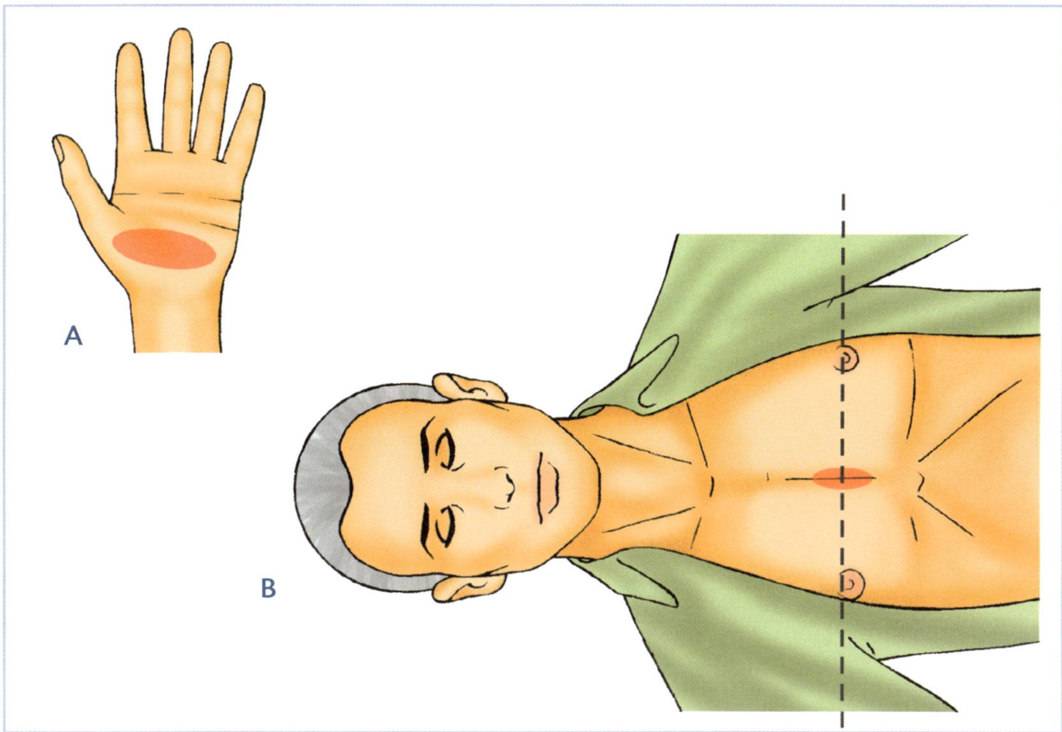

Figura 2 (A) Região hipotenar da mão.
(B) Local para as compressões torácicas.

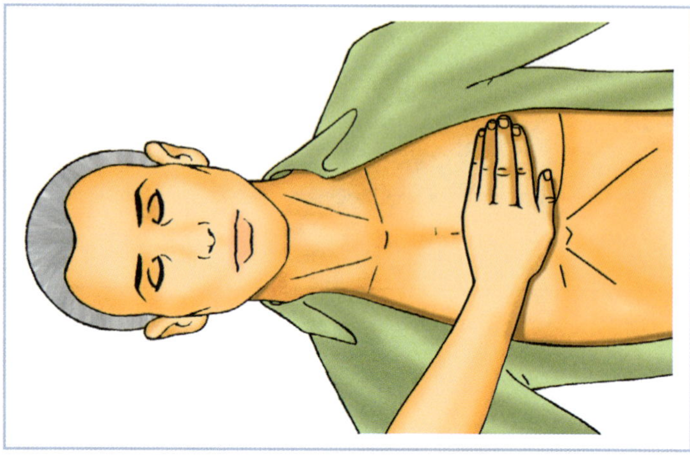

Figura 3 Local para compressão: centro do tórax.

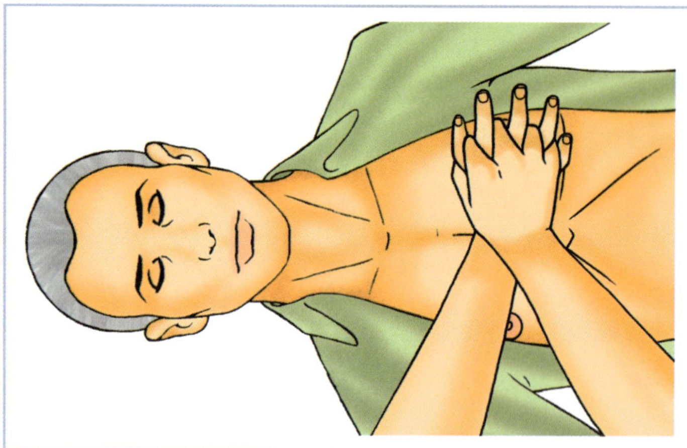

Figura 4 Entrelaçamento dos dedos.

As manobras de RCP devem ser ininterruptas, exceto se a vítima se movimentar, durante a fase de análise e choque do desfibrilador, se a equipe de resgate chegar ou se houver exaustão do socorrista.

Atenção às compressões

- ✓ Frequência mínima de 100 compressões por minuto
- ✓ Comprimir fortemente, com uma profundidade de 5 cm do tórax
- ✓ Descomprimir totalmente o tórax, sem retirar o contato das mãos, para garantir o retorno venoso
- ✓ Evitar interrupções (o tempo máximo de pausa é de 10 segundos)
- ✓ Realizar o rodízio da pessoa que realiza as compressões a cada 2 minutos

capítulo 4

Desfibrilação

PONTOS-CHAVE

1. Os ritmos indicados para desfibrilação, chamados ritmos chocáveis, são: fibrilação ventricular e taquicardia ventricular sem pulso.
2. O desfibrilador externo automático é o tratamento para os ritmos chocáveis de parada cardiorrespiratória.
3. O desfibrilador externo automático deve ser providenciado o mais rapidamente possível.
4. A cada minuto sem desfibrilação, a vítima perde 10% da chance de sobrevivência.
5. As pás devem ser posicionadas na região infraclavicular à direita e no ápice do coração.
6. O choque só deve ser disparado após o comando "eu me afasto, você se afasta, todos estão afastados?".

Definição

A desfibrilação consiste na aplicação de um choque no tórax da vítima na tentativa de reverter o ritmo cardíaco que está levando a vítima à situação de parada cardiorrespiratória (PCR).

O choque é liberado por meio de corrente elétrica que atravessa o tórax e chega ao coração, com a intenção de reorganizar o ritmo cardíaco.

Ritmos indicados para a desfibrilação

A fibrilação ventricular e a taquicardia ventricular sem pulso são chamadas ritmos chocáveis e têm na desfibrilação o mais importante tratamento.

Quanto menor for o intervalo entre o início do quadro e a descarga do choque na vítima, maiores serão as chances de sobrevivência em uma situação de PCR com ritmos de fibrilação ventricular ou taquicardia ventricular sem pulso.

A recomendação é que a vítima receba a descarga de choque em até 5 minutos, se estiver fora do ambiente hospitalar, e em até 3 minutos no ambiente hospitalar. É crucial que, antes da chegada do desfibrilador, a vítima receba as manobras de ressuscitação cardiopulmonar (RCP) até a descarga do choque e imediatamente após a descarga.

Desfibrilador externo automático

O desfibrilador externo automático (DEA) é um equipamento seguro e fácil de manusear (✔ Figura 1).

É um dispositivo com programa computadorizado que, após ser ligado e ter as pás afixadas no tórax da vítima, faz a leitura do ritmo, indicando a descarga somente em caso de fibrilação ventricular ou taquicardia ventricular e sinalizando o choque por meio de mensagens sonoras e visuais.

Este aparelho só deve ser conectado à vítima quando ela não apresentar consciência e na ausência da respiração.

O DEA é chamado de automático, mas na verdade é um aparelho semiautomático, pois necessita da intervenção do socorrista para a conclusão da operação, ou seja, a descarga do choque é liberada somente pelo socorrista.

Alguns fatores podem afetar tanto o reconhecimento do ritmo pelo DEA quanto causar falha na descarga do choque, portanto, não se deve movimentar a vítima durante o reconhecimento, ou seja, a leitura do ritmo pelo equipamento.

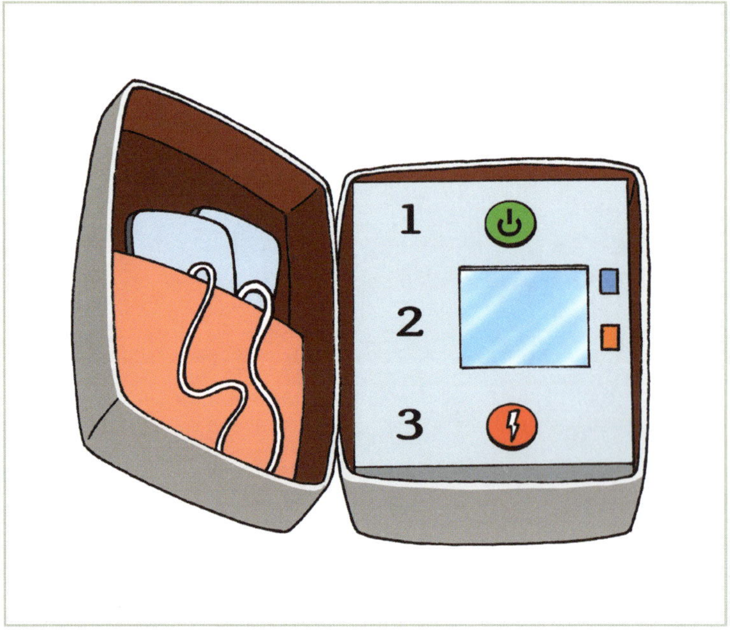

Figura 1 Desfibrilador externo automático.

Assim que o equipamento chegar, deve ser colocado ao lado da vítima, na altura da sua cabeça, do mesmo lado que o socorrista que o manuseará. Os passos a serem seguidos estão listados a seguir.

Ligar o equipamento

Abrir o equipamento e ligar o dispositivo (✔ Figura 2). Antes, porém, é necessário verificar se a vítima não está em área molhada, já que a água é um bom condutor de energia; neste caso, deve-se remover a vítima da área molhada e secar seu tórax.

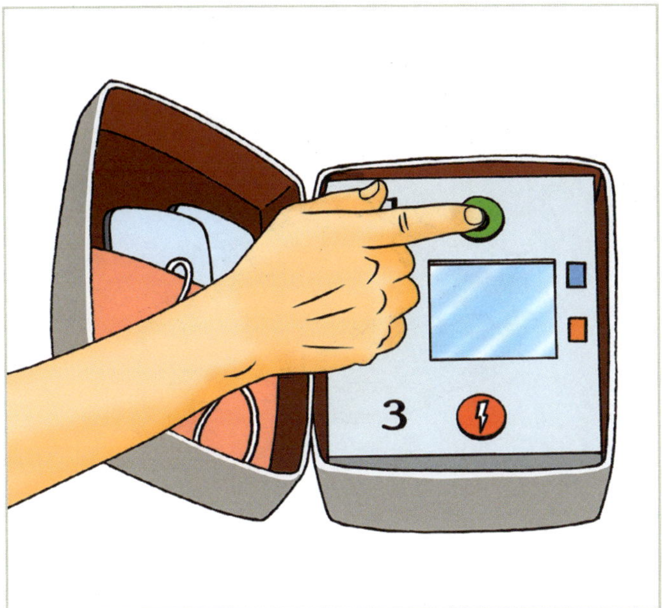

Figura 2 Ligar o equipamento.

Fixar as pás no tórax desnudo da vítima

As pás são eletrodos que fazem a leitura e descarregam energia, e devem ser aderidas ao tórax.

Colocar uma pá na área superior à direita, abaixo da clavícula e ao lado do esterno, e a outra pá à esquerda, abaixo do mamilo e da axila esquerda (✔ Figuras 3 e 4). É importante prestar atenção nos desenhos indicativos que vêm nas pás. Conectar os cabos à caixa do desfibrilador. É necessário que as pás sejam adequadas para adultos e, no caso das crianças, usar as pás pediátricas; caso não haja pás pediátricas, utilizar as recomendadas para adultos.

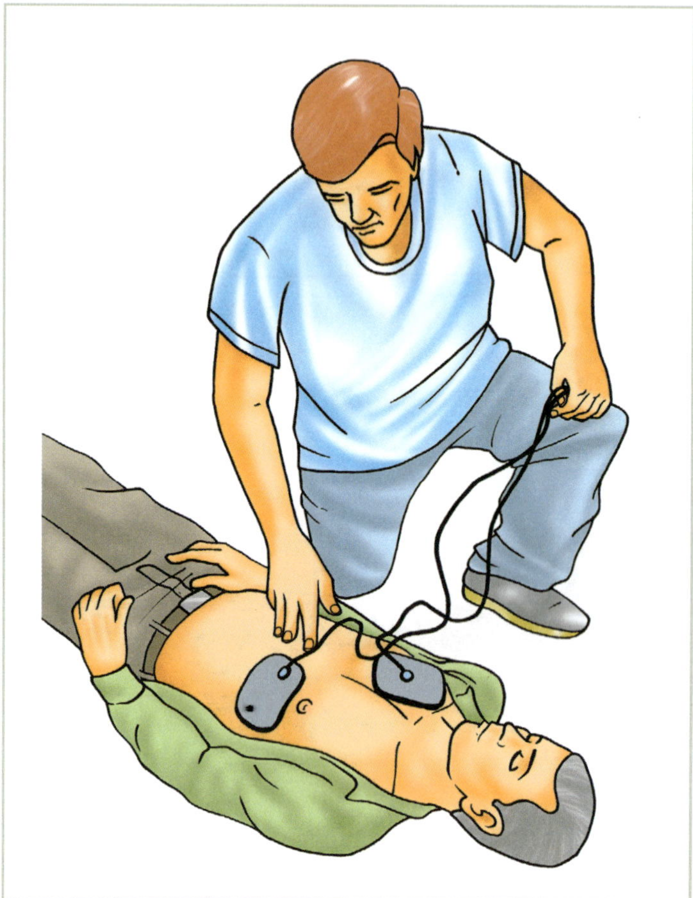

Figura 3 Posição das pás.

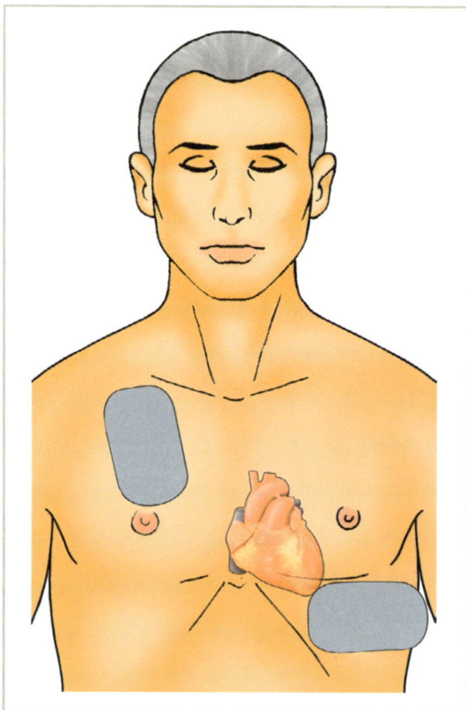

Figura 4 Eixo do choque.

Perguntar "eu me afasto, você se afasta, todos estão afastados?"

O comando "afaste-se" será mostrado pelo aparelho, isso significa que o equipamento fará a análise do ritmo da vítima, operação que dura em torno de 15 segundos. Nesse momento, o socorrista deve afastar-se da vítima, para que não haja interferência.

Caso seja recomendado o choque, verificar se todos estão afastados da vítima e perguntar: "eu me afasto, você se afasta, todos estão afastados? Vou liberar o choque".

Após a liberação do choque o aparelho indicará que se deve iniciar as manobras de RCP, por 2 minutos, como abordado no Capítulo 5 – "Ressuscitação cardiopulmonar em adulto".

Passo a passo
Desfibrilação

1	Ligar o aparelho, apertando o botão *on-off* (alguns aparelhos ligam automaticamente ao abrir a tampa)
2	Conectar as pás (eletrodos) no tórax da vítima, observando o desenho contido nas próprias pás para posicioná-las corretamente (✔ Figura 3)
3	Encaixar o conector das pás (eletrodos) ao aparelho. Em alguns aparelhos, o conector do cabo das pás já está conectado
4	Quando o DEA emitir a frase "analisando o ritmo cardíaco, não toque no paciente", solicitar que todos se afastem e observar se há alguém tocando na vítima, inclusive outro socorrista aplicando RCP
5	Se o choque for indicado, o DEA emitirá a frase "choque recomendado, afaste-se do paciente". O socorrista que estiver manuseando o DEA deve solicitar que todos se afastem, observar se realmente não há ninguém (nem ele mesmo) tocando a vítima e, então, pressionar o botão indicado pelo aparelho para aplicar o choque
6	A RCP deve ser iniciada pelas compressões torácicas, imediatamente após o choque. A cada 2 minutos, o DEA analisará o ritmo novamente e poderá indicar outro choque, se necessário. Se não indicar choque e a vítima permanecer inconsciente, reiniciar a RCP imediatamente
7	Mesmo se a vítima retomar a consciência, o aparelho não deve ser desligado e as pás não devem ser removidas ou desconectadas até que o serviço médico de emergência (SME) assuma o caso
8	Se não houver suspeita de trauma e a vítima já apresentar respiração normal, o socorrista poderá colocá-la em posição de recuperação; ele deve permanecer no local até que o SME chegue

Situações especiais

- ✓ Vítima molhada: não aplicar choque em vítima dentro d'água, coberta de suor ou que tenha acabado de sair de uma piscina, pois o socorrista também poderá receber o choque. É necessário secar o tórax para fixar as pás e aplicar o choque
- ✓ Portador de marca-passo ou cardioversor-desfibrilador implantável: se ele estiver na região de colocação das pás, afaste-as do aparelho, pelo menos 8 cm ou opte por outro posicionamento das pás (anteroposterior, por exemplo); pás muito próximas desses dispositivos podem prejudicar a análise do ritmo pelo DEA
- ✓ Excesso de pelos no tórax: apertar firmemente as pás contra o tórax, para que possam aderir. Se o DEA indicar que há necessidade de reposicionamento das pás (pois as pás aderirão aos pelos e não ao tórax da vítima, o que impede a leitura do ritmo e a descarga), remover os pelos com um aparelho de barbear, que geralmente acompanha o *kit* do DEA. Outra opção é depilar a região com um esparadrapo ou com as primeiras pás e depois aplicar um segundo jogo de pás
- ✓ Adesivos de medicamentos/hormonais: remover o adesivo se estiver no local em que serão aplicadas as pás do DEA

capítulo 5

Ressuscitação cardiopulmonar em adulto

PONTOS-CHAVE

1. Os passos para ressuscitação cardiopulmonar, quando unificados, geram uma sequência de ações essenciais para a vítima de parada cardiorrespiratória.
2. É preciso limitar ao mínimo as interrupções das compressões torácicas.
3. O trabalho em equipe torna as ações rápidas, a comunicação clara e os procedimentos corretos.
4. O treinamento dos profissionais da saúde e de leigos é fundamental para o sucesso do atendimento.
5. Deve-se realizar o rodízio de quem realiza as compressões torácicas a cada 2 minutos.

Estudos revelam que o treinamento de indivíduos leigos pode elevar substancialmente a probabilidade de um espectador leigo realizar a RCP e aumentar a sobrevida de uma vítima que sofreu parada cardíaca; além disso, devem ser treinados para desempenhar as instruções dadas pelo SAMU através do telefone.

A sequência do atendimento a uma vítima que sofreu um colapso súbito, para indivíduos leigos, não difere substancialmente da sequência praticada pelo profissional de saúde. A seguir, a sequência simplificada do atendimento de um adulto que se encontra caído, por um leigo:

1. Confira a segurança do local.
2. Avalie a responsividade da vítima tocando-a pelos ombros e perguntando "Você está bem?" (✔ Figura 1).
3. Caso a vítima responda, pergunte se pode ajudar. Se a vítima não responder, chame ajuda ou peça a alguém para fazê-lo (ligar para o SAMU – 192 e conseguir um DEA) (✔ Figura 2).

4. Observe o tórax e abdome da vítima para avaliar sua respiração (em menos de 10 segundos).
5. Posicione as mãos e realize compressões torácicas contínuas na frequência de, no mínimo, 100 compressões/min, profundidade igual a 5 cm, sempre permitindo o retorno do tórax após cada compressão.
6. Assim que o DEA chegar, ligue-o e siga suas instruções.

Ressuscitação cardiopulmonar

Ao verificar a presença de uma vítima, o socorrista que está sozinho deverá seguir os passos do quadro a seguir.

Passo a passo
RCP

1	Certificar-se de que o local esteja seguro
2	Checar a responsividade: chamando em voz alta, tocando os ombros da vítima (✔ Figura 1)
3	Se a vítima não responder, ativar o SAMU, ligando para 192, e solicitar um DEA (nos casos especiais, realizar cinco ciclos primeiro e depois chamar ajuda) (✔ Figura 2)
4	Verificar se a vítima respira
5	Se a vítima não respirar, iniciar a RCP pelas compressões
6	Se possível, trocar a pessoa que está fazendo RCP a cada 2 minutos

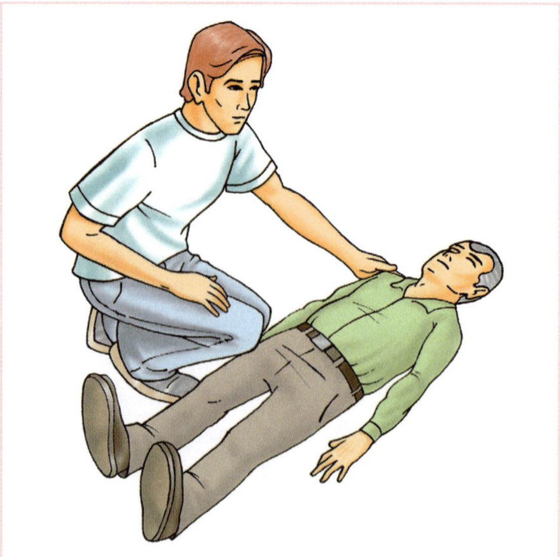

Figura 1 Avaliar a responsividade.

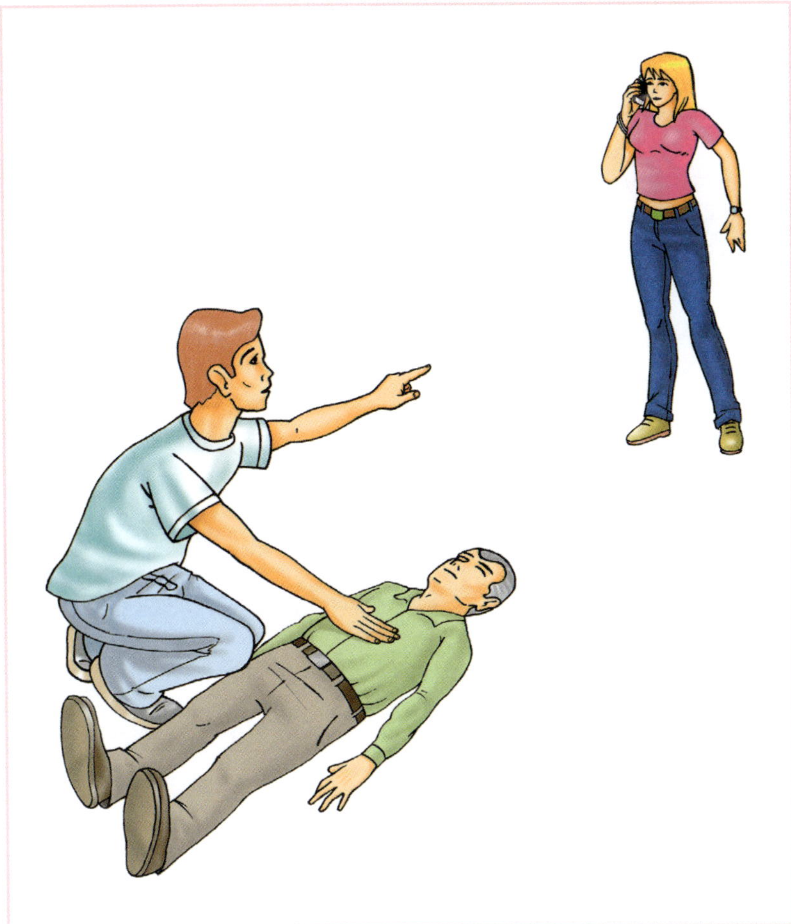

Figura 2 Ligar para o SAMU.

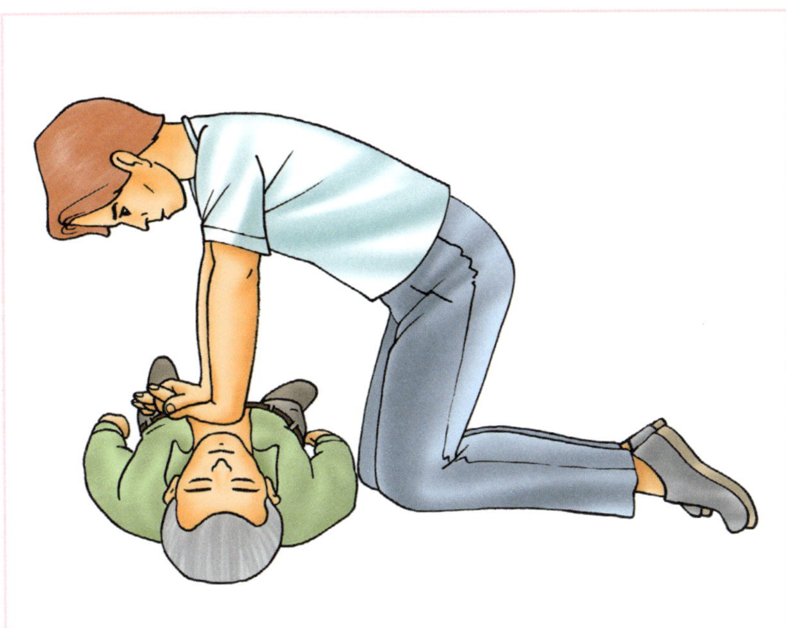

Figura 3 Realizar as compressões torácicas.

Passo a passo
RCP com DEA

1	Certificar-se de que o local está seguro
2	Checar a responsividade: chamando em voz alta, tocando os ombros da vítima e verificando movimentos respiratórios (✔ Figura 4)
3	Se a vítima não responder, pedir ajuda ligando para 192, e trazer um DEA (✔ Figura 5)
4	Checar a respiração (entre 5 e 10 segundos)
5	Se não respirar, iniciar as compressões continuamente
6	Se possível, trocar a pessoa que realiza as compressões a cada 2 minutos
7	Colocar o DEA ao lado do socorrista que irá operar o aparelho e ao lado da cabeça da vítima
8	Ligar o aparelho, apertando o botão *on-off* (alguns aparelhos ligam automaticamente ao abrir a tampa), e seguir as instruções sonoras (✔ Figura 6)
9	Fixar as pás do DEA no tórax da vítima, conforme a figura contida no mesmo, e escolher o tamanho apropriado (adulto ou pediátrico) (✔ Figura 7)
10	Deixar o DEA analisar o ritmo e solicitar com voz alta que todos se afastem e não toquem na vítima (✔ Figura 8)
11	Se indicado, aplicar o choque, não se esquecendo de solicitar que todos se afastem, com o comando **"eu me afasto, você se afasta, todos estão afastados?"**
12	Reiniciar imediatamente as compressões torácicas logo após o choque ou quando o DEA não indicar repetição do mesmo (✔ Figura 9)
13	Continuar a RCP com compressões contínuas até que a vitima se movimente ou o SAMU chegue no local
14	Realizar o rodízio da pessoa que está comprimindo a cada 2 minutos e seguir as instruções do DEA

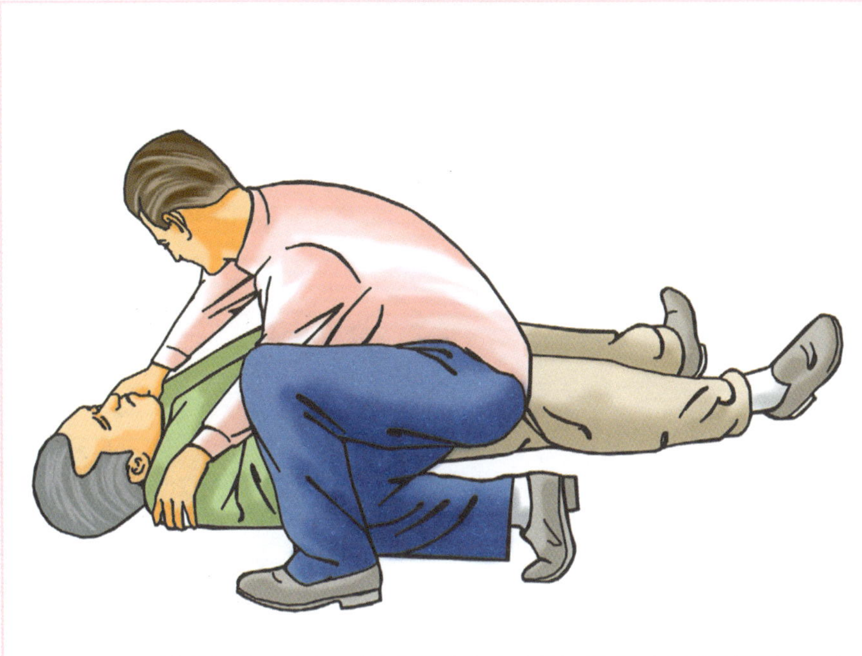

Figura 4 Avaliar a responsividade e a respiração da vítima.

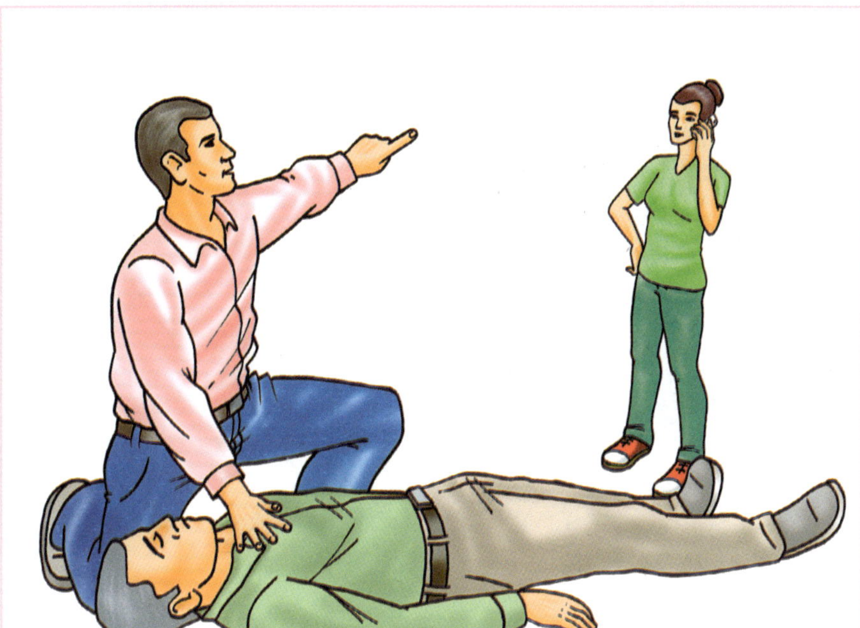

Figura 5 Acionar o serviço médico de emergência.

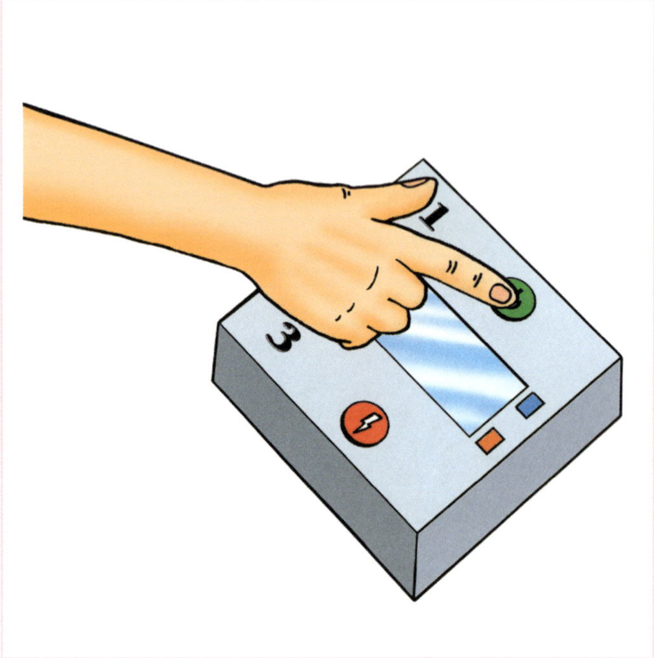

Figura 6 Quando o DEA estiver disponível, um socorrista deve continuar as compressões, e o outro deve ligar o equipamento.

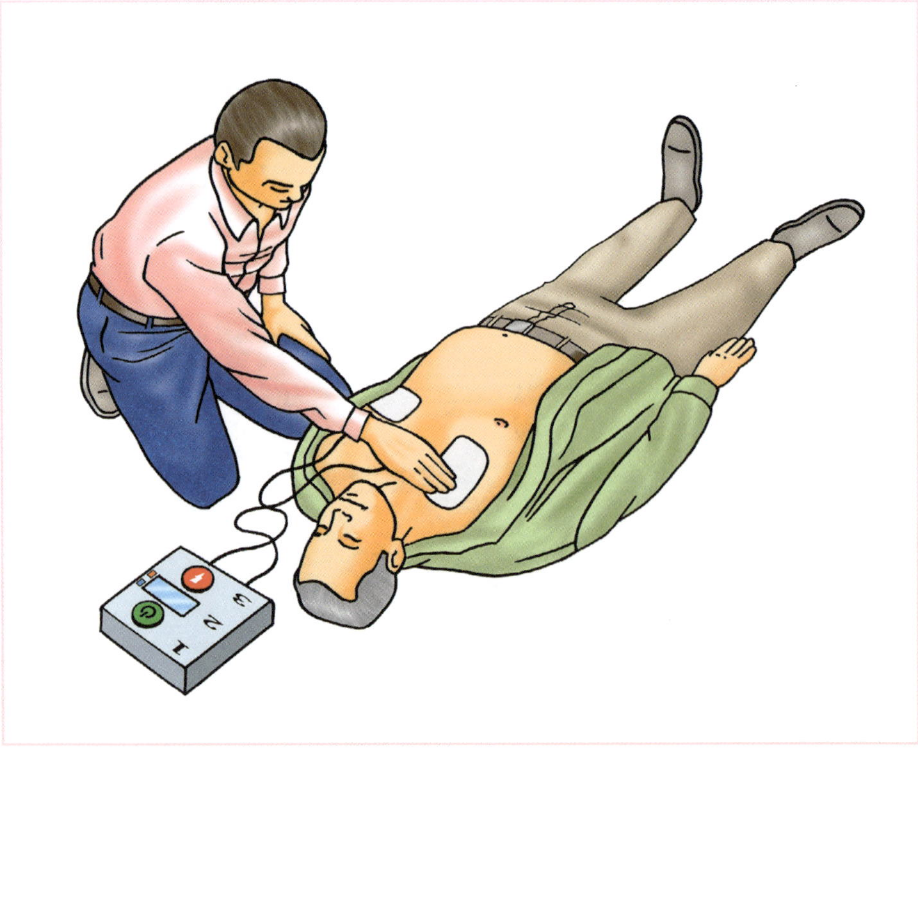

Figura 7 Colocar as pás no tórax da vítima.

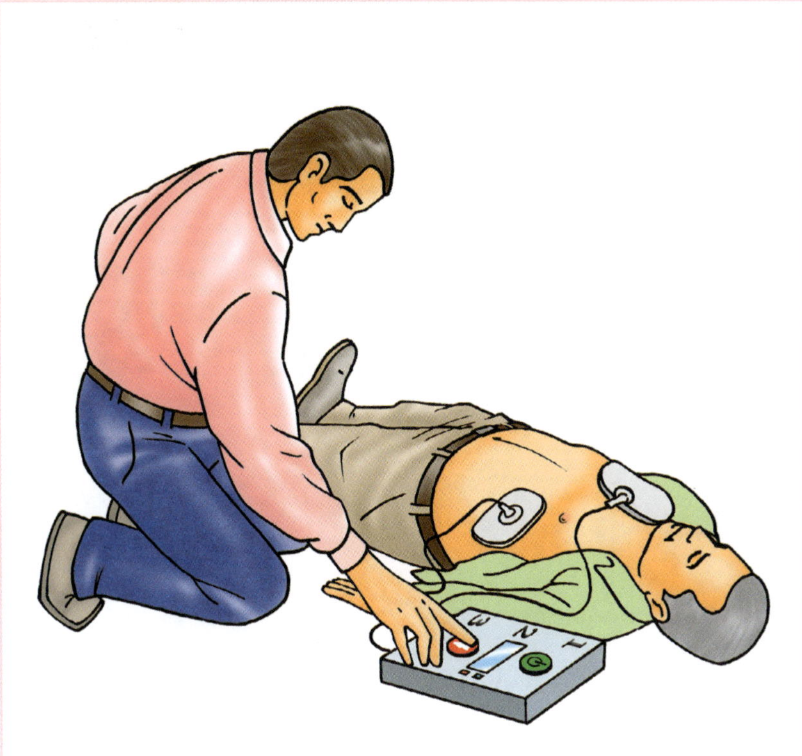

Figura 8 Solicitar que todos se afastem para análise do DEA e eventual choque.

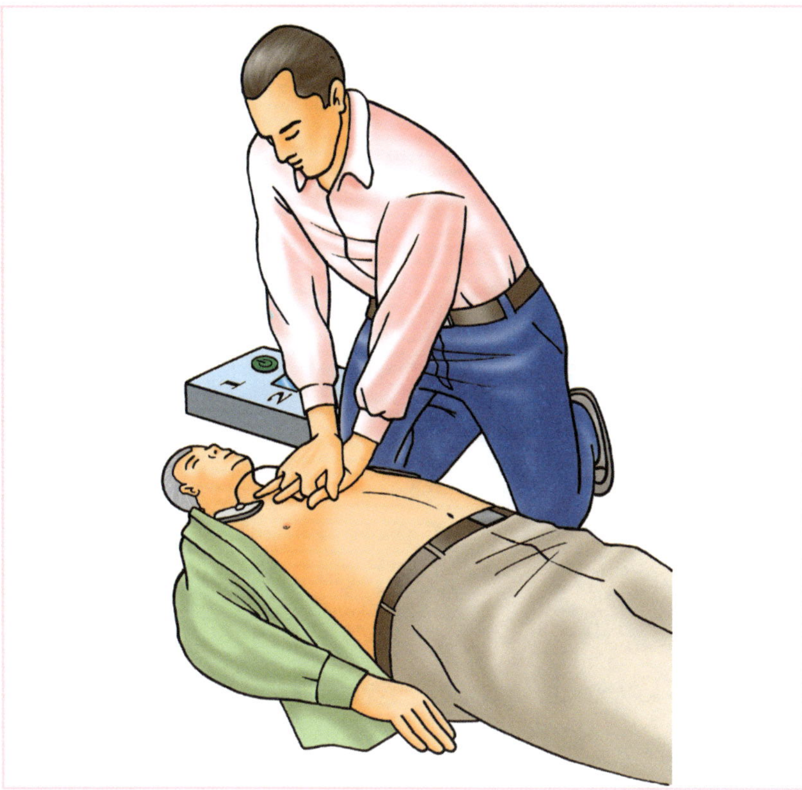

Figura 9 Reiniciar a RCP com compressões por mais 2 minutos.

Algoritmo 1 – Algoritmo do atendimento à PCR pelo leigo

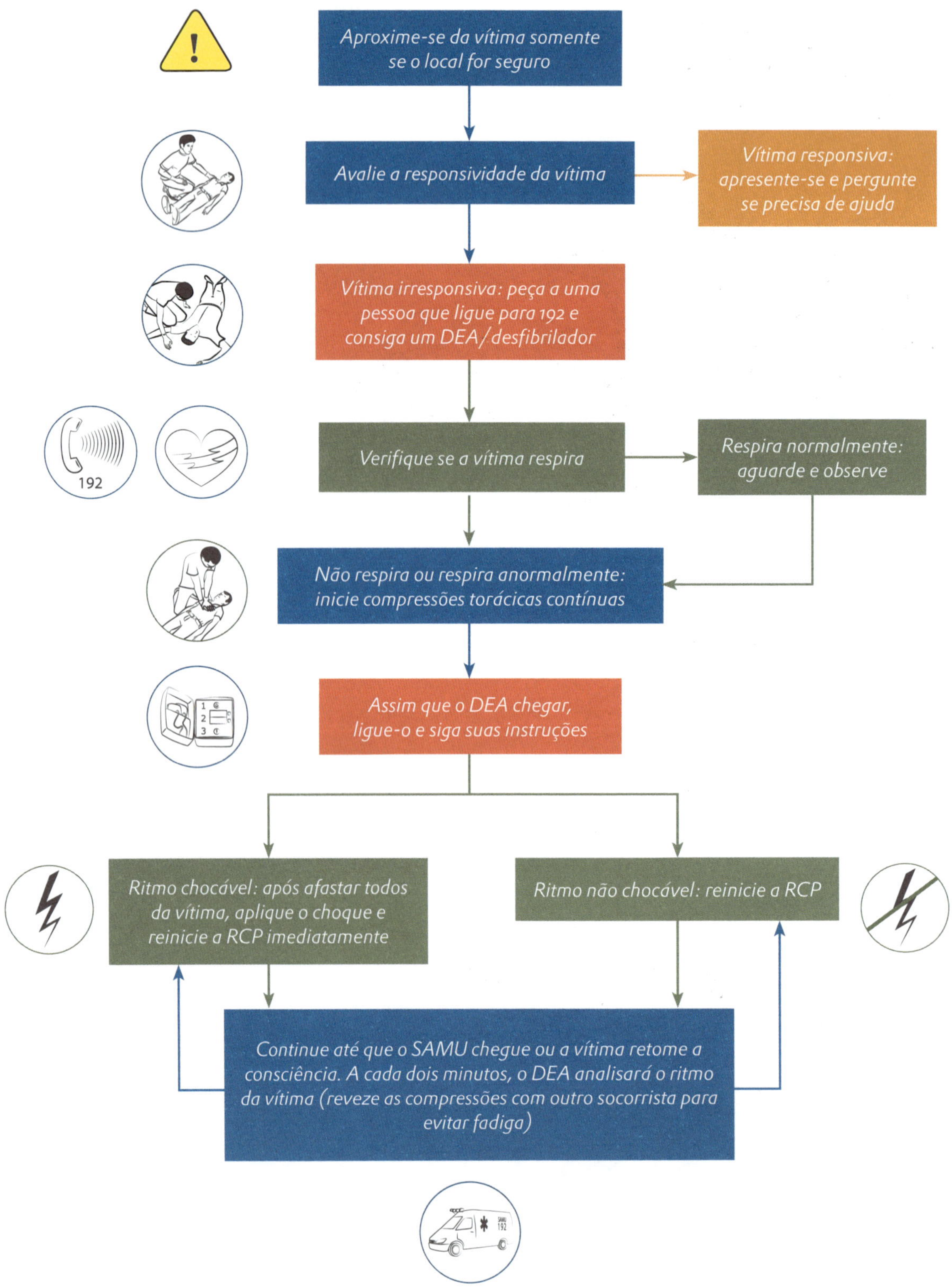

Posição de recuperação

Se não houver suspeita de trauma e a vítima já apresentar respiração normal e pulso, o socorrista poderá colocá-la em posição de recuperação (✔ Figura 10); porém, deverá permanecer no local, com o DEA conectado e ligado até que o SAMU chegue, pois o paciente poderá apresentar novamente uma PCR e o aparelho continuará realizando uma análise do ritmo a cada 2 minutos.

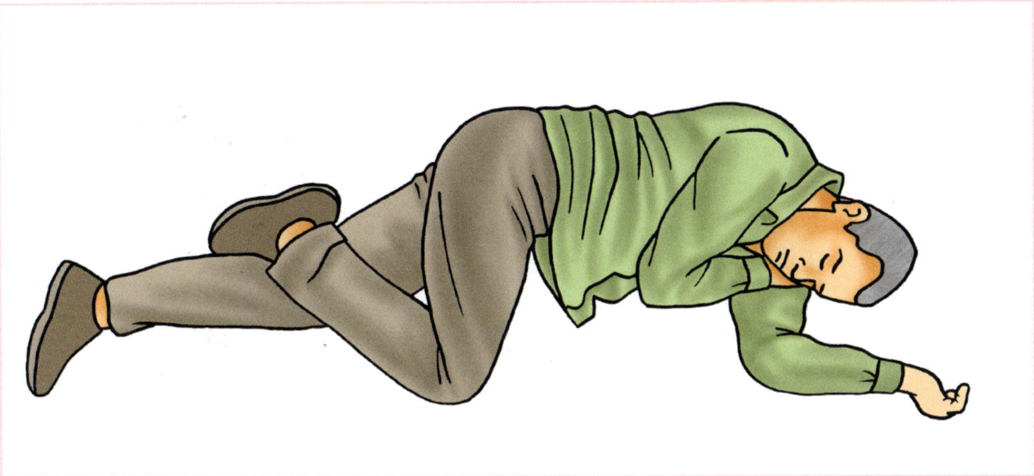

Figura 10 Posição de recuperação.

Passo a passo

Posição de recuperação

1	Coloque um dos braços (do mesmo lado em que estão o socorrista e o DEA) na linha do rosto (✔ Figura 11A)
2	Passe o outro braço em volta do pescoço da vítima e segure-o (✔ Figura 11B)
3	Dobre a perna que está contrária ao socorrista (✔ Figura 11C)
4	Puxe a vítima em bloco pelo quadril e ombro
5	Mantenha a vítima com as vias aéreas desobstruídas, apoiando sua cabeça com sua mão e mantenha o DEA ligado ao lado dela até que o SAMU assuma o caso e transfira a vítima (✔ Figura 11D)

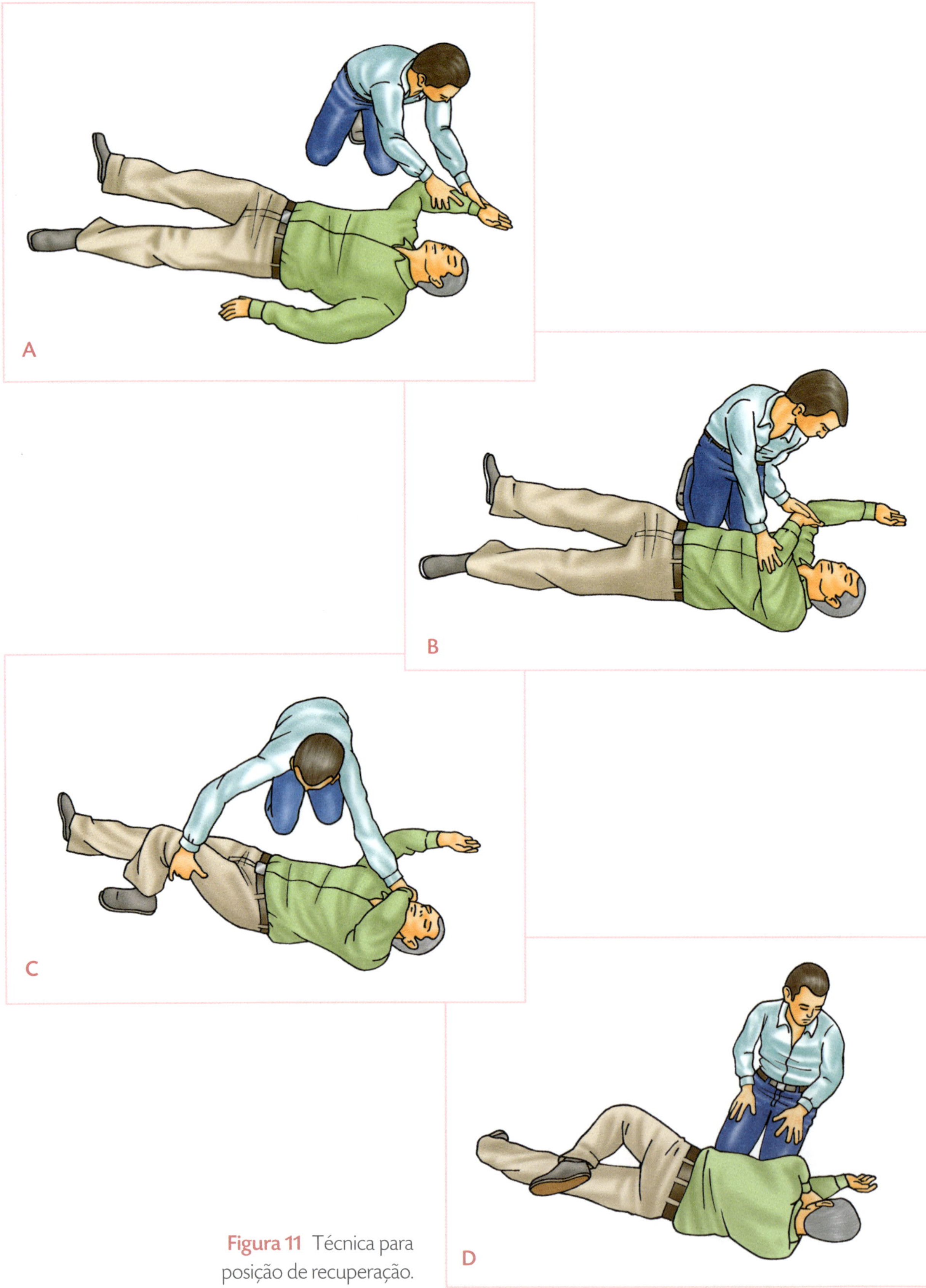

Figura 11 Técnica para posição de recuperação.

Considerações finais

O reconhecimento da PCR tanto por profissionais da saúde quanto por leigos é de extrema importância e qualquer retardo, por parte do socorrista, atrasa o acionamento do SAMU e o início das compressões, diminuindo a chance da vítima sobreviver. É importante ressaltar que, a cada um minuto que uma vítima de PCR não recebe RCP, ela perde de 7 a 10% de chance de sobreviver. O uso de DEA, assim que disponível, permite maior sucesso no atendimento.

A sua participação no atendimento à PCR é de fundamental importância, uma vez que grande parte delas ocorrem nas ruas ou nas residências.

A implementação do acesso rápido ao DEA deve ser instituída por todo o país, com treinamento da população na utilização do equipamento e preparo no atendimento à emergência, assim como orientações para o início precoce da RCP.

Dessa forma, se você se sentir seguro e capacitado, inicie rapidamente as compressões torácicas. Não demore, pois sua ajuda poderá salvar uma vida.

capítulo 6

Obstrução de vias aéreas por corpo estranho (OVACE) em adultos (engasgo)

PONTOS-CHAVE

1. Reconhecer e socorrer uma vítima adulta em situação de engasgo é fundamental para que ela sobreviva.
2. Adulto consciente geralmente apresenta o sinal universal de asfixia.
3. Realizar a manobra de Heimlich (compressões abdominais) nas vítimas conscientes e a ressuscitação cardiopulmonar nas vítimas inconscientes.

Reconhecimento precoce da emergência

Para o sucesso no atendimento de uma vítima com engasgo é fundamental o reconhecimento precoce da emergência. A ✔ Tabela 1 descreve os sinais, os sintomas e o que fazer quando uma vítima adulta apresentar o engasgo.

Tabela 1 Sinais e sintomas da obstrução parcial ou total de vias aéreas

Classificação do bloqueio	Sinais e sintomas da vítima	O que fazer
Obstrução parcial	Troca de ar presente Capaz de tossir de forma forçada Emite sons vocais	Se a vítima mantiver boa troca de ar, deve-se permanecer ao seu lado e incentivar a tosse forte e a respiração espontânea para expelir o objeto Se a obstrução parcial das vias aéreas permanecer, acionar o SAMU
Obstrução total	Troca de ar deficiente ou ausente Tosse fraca ou incapaz de tossir Não emite sons vocais Apresenta sinal universal de asfixia (✔ Figura 1)	Perguntar à vítima se consegue respirar – se informar que sim e não conseguir falar, tentar desobstruir a via aérea e/ou acionar SAMU

SAMU: serviço de atendimento móvel de urgência.

O socorrista deve reconhecer a necessidade de ajuda das pessoas que estão engasgadas por meio do sinal universal de asfixia (✔ Figura 1).

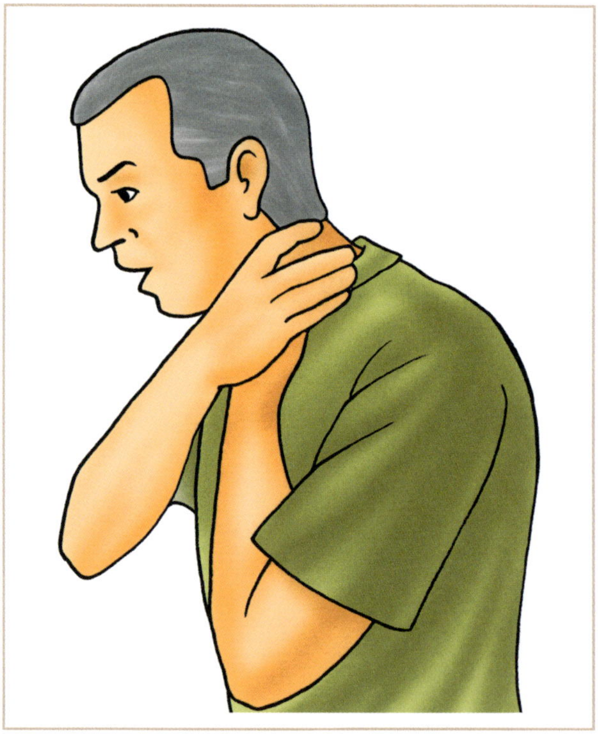

Figura 1 Sinal universal de asfixia.

Depois de aprender a reconhecer uma vítima adulta com obstrução parcial ou total de vias aéreas, aplicar as técnicas para desobstruir as vias aéreas de uma vítima consciente ou inconsciente.

Desobstrução de vias aéreas em adulto consciente/responsivo

A manobra para o alívio do engasgo de vítimas adultas conscientes (manobra de Heimlich) está descrita no quadro a seguir.

Passo a passo

Manobra de Heimlich

1	Ficar de pé ou ajoelhar atrás da vítima (se esta for de baixa estatura) e envolver os braços em torno da cintura da vítima
2	Fechar uma das mãos
3	Colocar o lado do polegar da mão fechada contra o abdome da vítima, na linha média, ligeiramente acima do umbigo e abaixo do esterno
4	Agarrar a mão fechada com a outra mão e pressioná-la contra o abdome, aplicar compressões rápidas e fortes para cima e para dentro (✔ Figura 2)
5	Repetir as compressões até que o objeto seja expelido das vias aéreas ou a vítima pare de responder
6	Aplicar cada nova compressão com um movimento distinto e separado para aliviar a obstrução

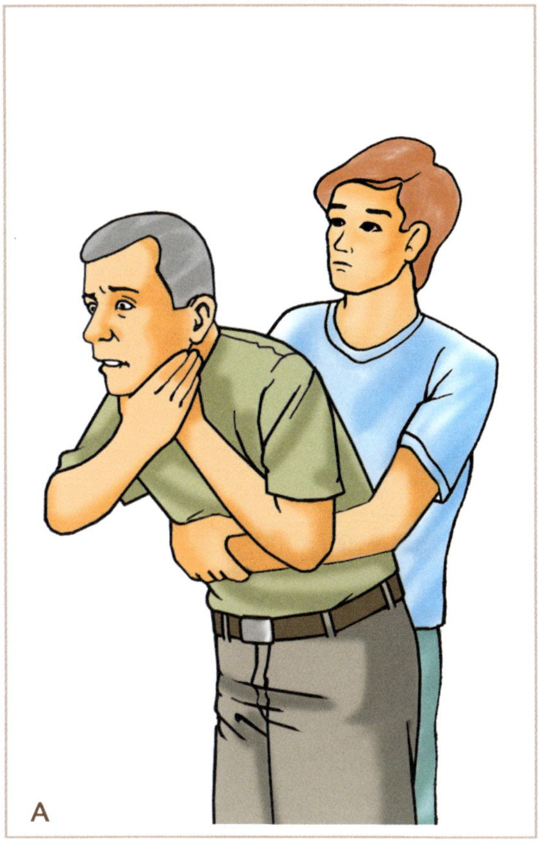

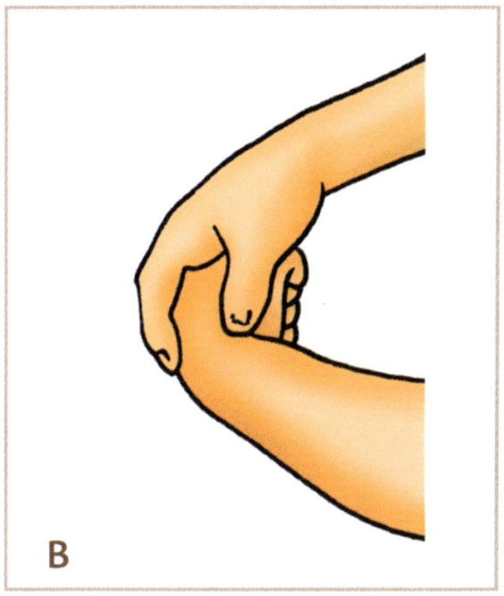

Figura 2 (A) Manobra de Heimlich (compressões abdominais) com a vítima adulta consciente. (B) Detalhe da posição das mãos.

Se a vítima estiver grávida ou for obesa, deve-se aplicar compressões torácicas ao invés da manobra de Heimlich (compressões abdominais) (✔ Figura 3).

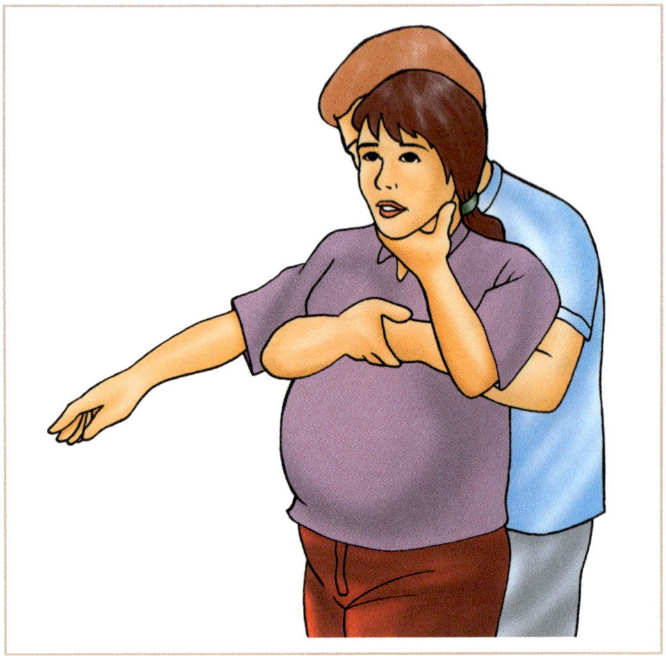

Figura 3 Compressões torácicas em vítima responsiva gestante ou obesa.

Desobstrução de vias aéreas em adulto inconsciente/não responsivo

Se a vítima adulta com OVACE tornar-se inconsciente, o socorrista deve apoiá-la cuidadosamente no chão e imediatamente ativar (ou solicitar que alguém ative) o SAMU e, em seguida, iniciar a RCP. Se não houver outro socorrista para ativar o SAMU, deverão ser realizados dois minutos de RCP antes de fazê-lo. Cada vez que o socorrista abrir as vias aéreas, o mesmo deverá olhar para o interior da cavidade oral da vítima, à procura do corpo estranho (não deve ser realizada varredura digital às cegas), ressaltando que as compressões torácicas não devem ser retardadas devido a este procedimento.

Passo a passo

Abertura de vias aéreas

1	Colocar uma mão sobre a testa da vítima e empurrar com a palma para inclinar a cabeça para trás
2	Colocar os dedos da outra mão sob a parte óssea da mandíbula inferior, próxima ao queixo
3	Erguer a mandíbula para mover o queixo para a frente

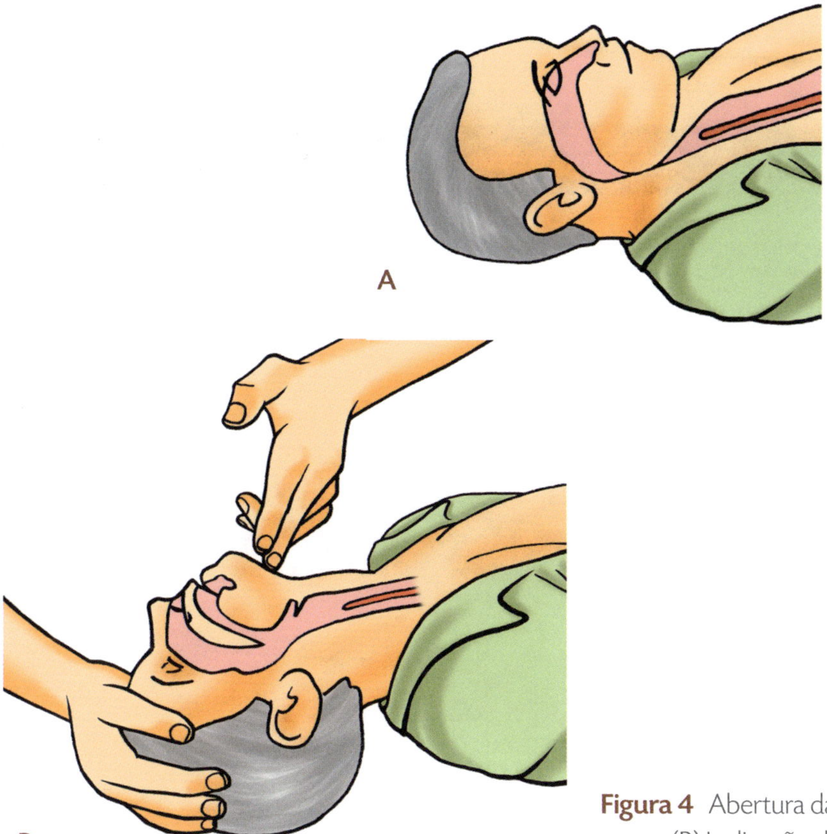

Figura 4 Abertura das vias aéreas. (A) Posição inicial. (B) Inclinação da cabeça – elevação do queixo.

Situações especiais

- ✓ Se conseguir ver um objeto que possa ser removido facilmente, removê-lo com os dedos em pinça.
- ✓ Se não puder ver o objeto, iniciar a RCP.

Ações após o alívio do engasgo

É possível saber se a causa da obstrução de vias aéreas foi removida em uma vítima que não responde se:

- Sentir movimento de ar e perceber elevação do tórax.
- Ver e remover um corpo estranho da boca da vítima.

Após aliviar o engasgo em uma vítima que não responde, verificar novamente a responsividade, a respiração. Se necessário, iniciar a RCP e reavaliar a vítima a cada 2 minutos.

Se a vítima responder, incentivá-la a procurar um médico imediatamente, para evitar complicações decorrentes das compressões abdominais.

Algoritmo 1 – Desobstrução de vias aéreas

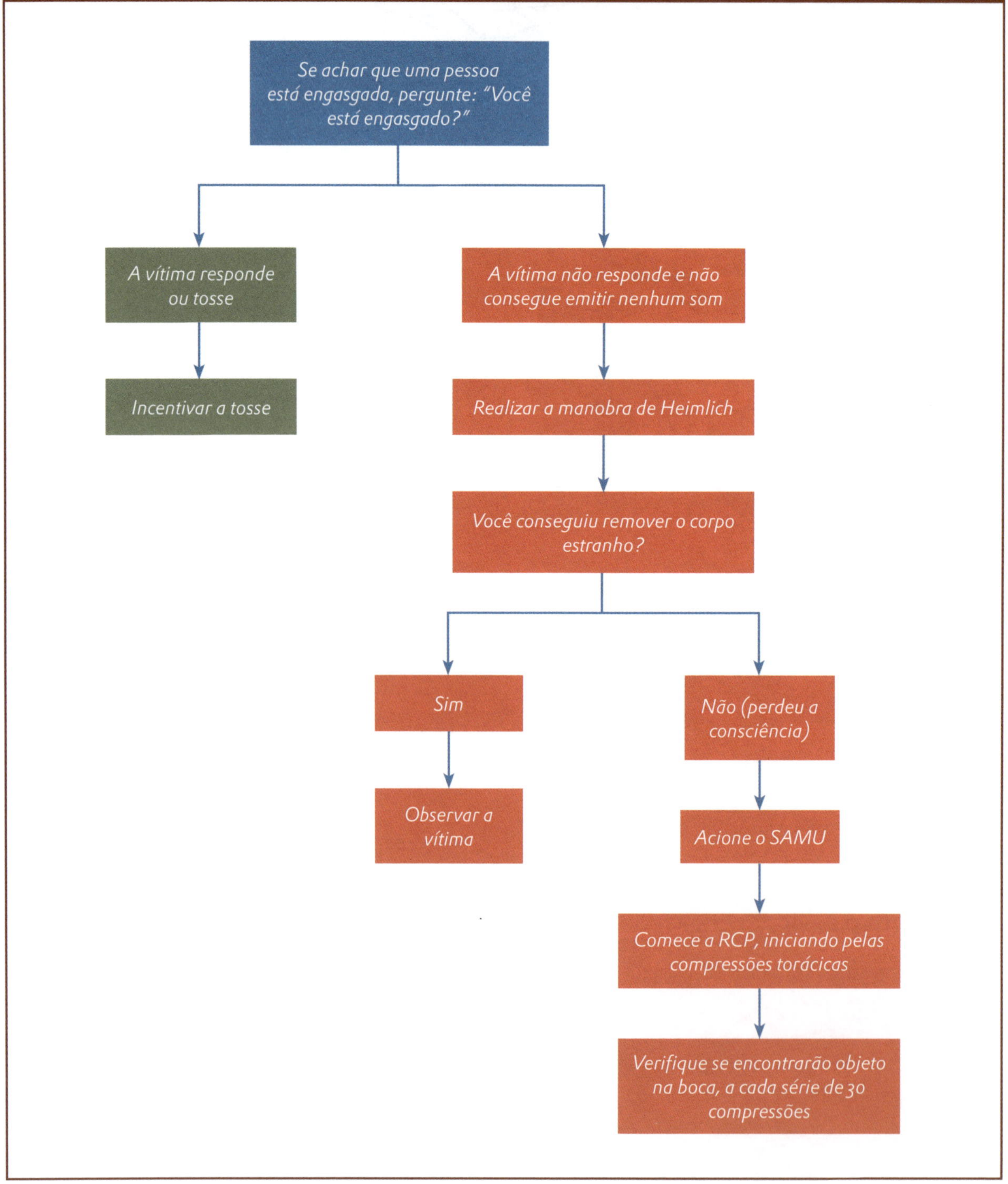

Referências

1. Aehlert B. ACLS, advanced cardiac life support. Revisão científica Ana Paula Quilici et al.; tradução de Alexandre Maceri Midão et al. Rio de Janeiro: Elsevier; 2007.
2. Agarwal DA, Hess EP, Atkinson EJ, White RD. Ventricular fibrillation in Rochester, Minnesota: experience over 18 years. Resuscitation. 2009;80:1253-8.
3. American Heart Association, 2005. ACLS Resource Book.
4. Chan OS, Krumholz HM, Nichol G, Nallamothu BK. Delayed time to defibrillation after in-hospital cardiac arrest. N Engl J Med. 2008;358:9-17.
5. Cobb LA, Fahrenbruch CE, Olsufka M, Copass MK. Changing incidence of out-of-hospital ventricular fibrillation, 1980-2000. JAMA. 2002;288(23):3008-13.
6. Cruz Filho FES, Vanheusden LMS. Epidemiologia da morte cardíaca súbita. In: Timerman S, Gonzalez MMC, Ramires JAF. Ressuscitação e emergências cardiovasculares do básico ao avançado. Barueri: Manole; 2007. p.42-54.
7. Hallstrom AP, Ornato JP, Weisfeldt M, Travers A, Christenson J, McBurnie MA, et al. Public-access defibrillation and survival after out-of-hospital cardiac arrest. N Engl J Med. 2004;351:637-46.
8. Jackson RE, Freeman SB. Haemodynamics of cardiac massage. Emerg Med Clin North Am. 1983;1(3):501-13.
9. Kothari RU, Pancioli A, Liu T, Brott T, Broderick J. Cincinnati Prehospital Stroke Scale: reproducibility and validity. Ann Emerg Med. 1999;33(4):373-8.
10. Larsen MP, Eisenberg MS, Cummins RO, Hallstrom AP. Predicting survival from out-of-hospital cardiac arrest: a graphic model. Ann Emerg Med. 1993;22:1652-8.
11. Nichol G, Hallstrom AP, Kerber R, Moss AJ, Ornato JP, Palmer D, et al. American Heart Association report on the Second Public Access Defibrillation Conference, April 17-19, 1997. Circulation. 1998;97:1309-14.
12. Quilici AP, Ferreira FG, Zantut FLA, Timerman S. Suporte Básico de Vida. In: Timerman S, Gonzalez MMC, Ramires JAF. Ressuscitação em emergências cardiovasculares do básico ao avançado. Barueri: Manole, 2007. p. 145-54
13. Sociedade Brasileira de Cardiologia. I Diretriz de Ressuscitação Cardiopulmonar e Cuidados Cardiovasculares de Emergências da Sociedade Brasileira de Cardiologia. 2012.

14. Valenzuela TD, Roe DJ, Cretin S, Spaite DW, Larsen MP. Estimating effectiveness of cardiac arrest interventions: a logistic regression survival model. Circulation. 1997;96:3308-13.
15. Valenzuela TD, Roe DJ, Nichol G, Clark LL, Spait DW, Hardman RG. Outcomes of rapid defibrillation by security officers after cardiac arrest in cassinos. N Engl J Med. 2000; 343:1206-9.

FICHAS PARA ESTUDO

Guia passo a passo das técnicas apresentadas no curso

Corrente da sobrevivência

A corrente da sobrevivência é composta por cinco elos:

1. Acesso rápido
2. Reanimação cardiopulmonar precoce
3. Desfibrilação precoce
4. Suporte avançado rápido
5. Cuidados pós-ressuscitação

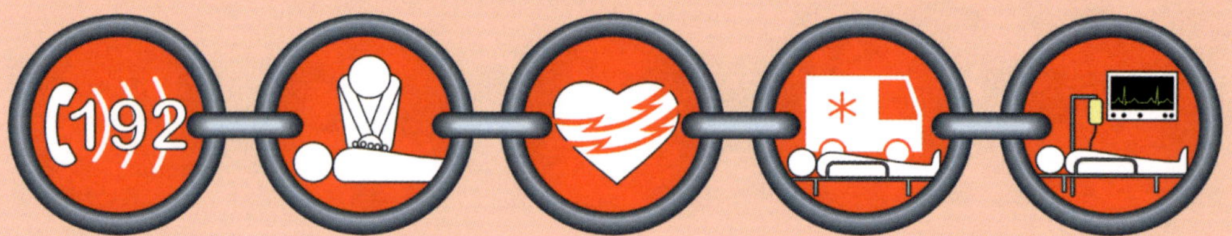

Compressões torácicas

Passo a passo

1	Ajoelhar ao lado da vítima
2	Manter a vítima deitada de costas em uma superfície rígida
3	Expor o tórax da vítima e colocar a base de uma das mãos (região hipotenar) no centro do tórax da vítima (linha intermamilar, na metade inferior do osso do meio do tórax – esterno)
4	Colocar a base da outra mão sobre a primeira
5	Entrelaçar os dedos das mãos e assegurar-se que as compressões estejam sendo realizadas sobre o esterno, fora do alcance das costelas da vítima
6	Manter os braços esticados. Não fazer nenhuma pressão sobre o abdome superior nem sobre a extremidade inferior do osso do esterno (apêndice xifoide)
7	Colocar-se na vertical em relação ao tórax da vítima e pressionar o esterno para deprimi-lo 5 cm
8	Depois de cada compressão, aliviar a pressão sobre o tórax, sem perder o contato da mão com o esterno da vítima; repetir com a frequência mínima de 100 compressões por minuto
9	Os tempos de compressão e relaxamento devem ser iguais

Atenção às compressões

- ✓ Frequência mínima de 100 compressões por minuto
- ✓ Comprimir fortemente, com uma profundidade de 5 cm do tórax
- ✓ Descomprimir totalmente o tórax, sem retirar o contato das mãos, para garantir o retorno venoso
- ✓ Evitar interrupções (o tempo máximo de pausa é de 10 segundos)
- ✓ Realizar o rodízio do compressor a cada 2 minutos

Desfibrilação

Passo a passo

1	Ligar o aparelho, apertando o botão *on-off* (alguns aparelhos ligam automaticamente ao abrir a tampa)
2	Conectar as pás (eletrodos) no tórax da vítima, observando o desenho contido nas próprias pás para posicioná-las corretamente
3	Encaixar o conector das pás (eletrodos) ao aparelho. Em alguns aparelhos, o conector do cabo das pás já está conectado
4	Quando o DEA emitir a frase "analisando o ritmo cardíaco, não toque no paciente", solicitar que todos se afastem e observar se há alguém tocando na vítima, inclusive outro socorrista aplicando RCP
5	Se o choque for indicado, o DEA emitirá a frase "choque recomendado, afaste-se do paciente". O socorrista que estiver manuseando o DEA deve solicitar que todos se afastem, observar se realmente não há ninguém (nem ele mesmo) tocando a vítima e, então, pressionar o botão indicado pelo aparelho para aplicar o choque
6	A RCP deve ser iniciada pelas compressões torácicas, imediatamente após o choque. A cada 2 minutos, o DEA analisará o ritmo novamente e poderá indicar outro choque, se necessário. Se não indicar choque e a vítima permanecer inconsciente, reiniciar a RCP imediatamente
7	Mesmo se a vítima retomar a consciência, o aparelho não deve ser desligado e as pás não devem ser removidas ou desconectadas até que o SAMU assuma o caso
8	Se não houver suspeita de trauma e a vítima já apresentar respiração normal e pulso, o socorrista poderá colocá-la em posição de recuperação; porém, deve permanecer no local até que o SAMU chegue

Situações especiais

- ✓ Vítima molhada
- ✓ Portador de marca-passo ou cardioversor-desfibrilador implantável
- ✓ Excesso de pelos no tórax
- ✓ Adesivos de medicamentos/hormonais

Passo a passo
RCP

1	Certificar-se de que o local esteja seguro
2	Checar a responsividade: chamando em voz alta, tocando os ombros da vítima e verificando movimentos respiratórios
3	Se a vítima não responder, ativar o SAMU, ligando para 192, e solicitar um DEA (nos casos especiais, realizar cinco ciclos primeiro e depois chamar ajuda)
4	Verificar se há elevação do tórax
5	Se a vítima não respirar, iniciar a RCP pelas compressões
6	Se possível, trocar a pessoa fazendo compressões a cada 2 minutos

Passo a passo
Posição de recuperação

1	Coloque um dos braços (do mesmo lado em que estão o socorrista e o DEA) na linha do rosto
2	Passe o outro braço em volta do pescoço da vítima e segure-o
3	Dobre a perna que está contrária ao socorrista
4	Puxe a vítima em bloco pelo quadril e ombro
5	Mantenha a vítima com as vias aéreas desobstruídas, apoiando sua cabeça com sua mão e mantenha o DEA ligado ao lado dela até que o SAMU assuma o caso e transfira a vítima

Desobstrução de vias aéreas em adulto

Passo a passo

Manobra de Heimlich

1	Ficar de pé ou ajoelhar atrás da vítima (se esta for de baixa estatura) e envolver os braços em torno da cintura da vítima
2	Fechar uma das mãos
3	Colocar o lado do polegar da mão fechada contra o abdome da vítima, na linha média, ligeiramente acima do umbigo e abaixo do esterno
4	Agarrar a mão fechada com a outra mão e pressioná-la contra o abdome, aplicar compressões rápidas e fortes para cima e para dentro
5	Repetir as compressões até que o objeto seja expelido das vias aéreas ou a vítima pare de responder
6	Aplicar cada nova compressão com um movimento distinto e separado para aliviar a obstrução

Situações especiais

✓ Se conseguir ver um objeto que possa ser removido facilmente, removê-lo com os dedos em pinça

✓ Se não puder ver o objeto, iniciar a RCP

Algoritmo 1 – Algoritmo do atendimento à PCR pelo leigo

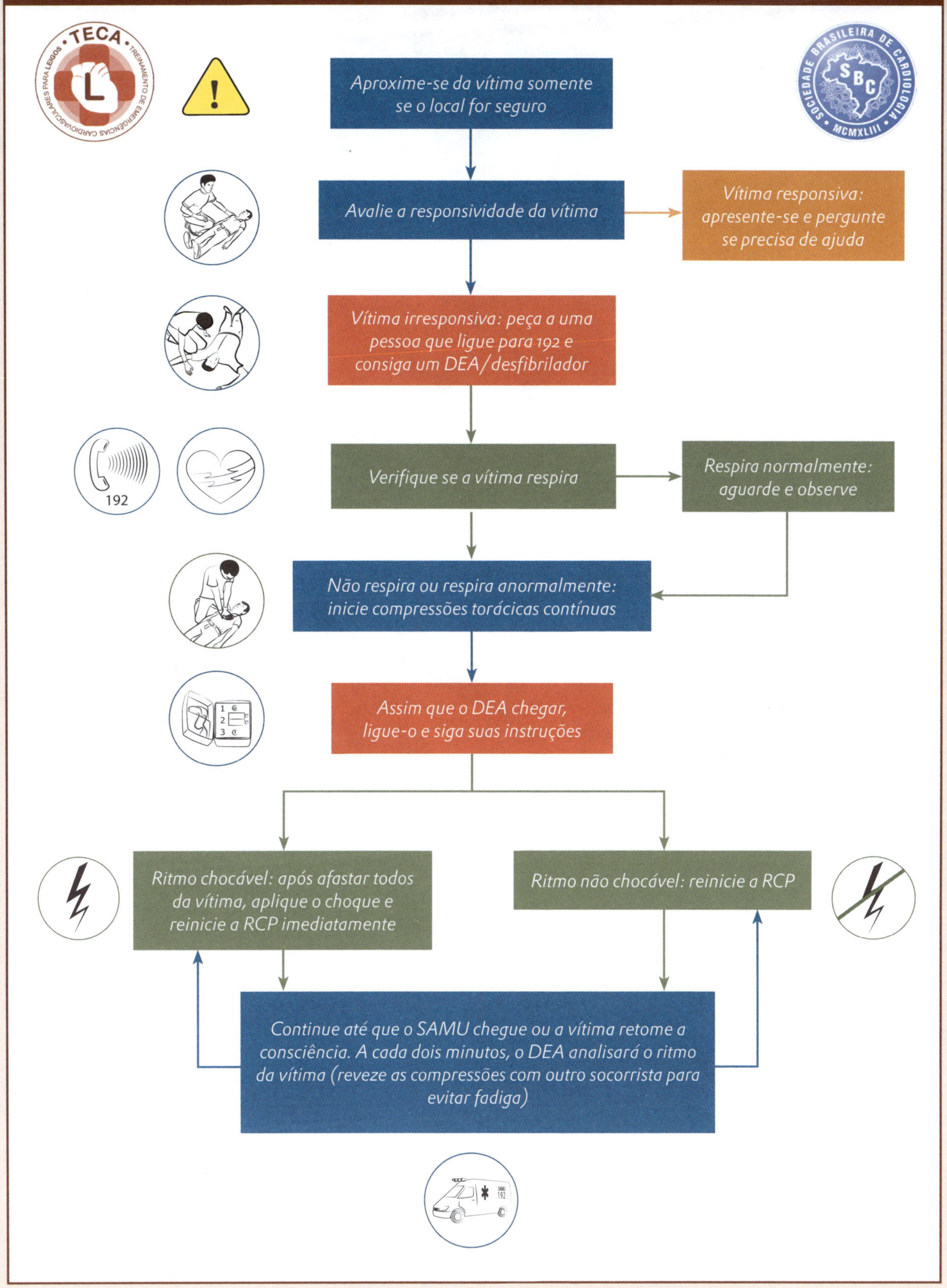

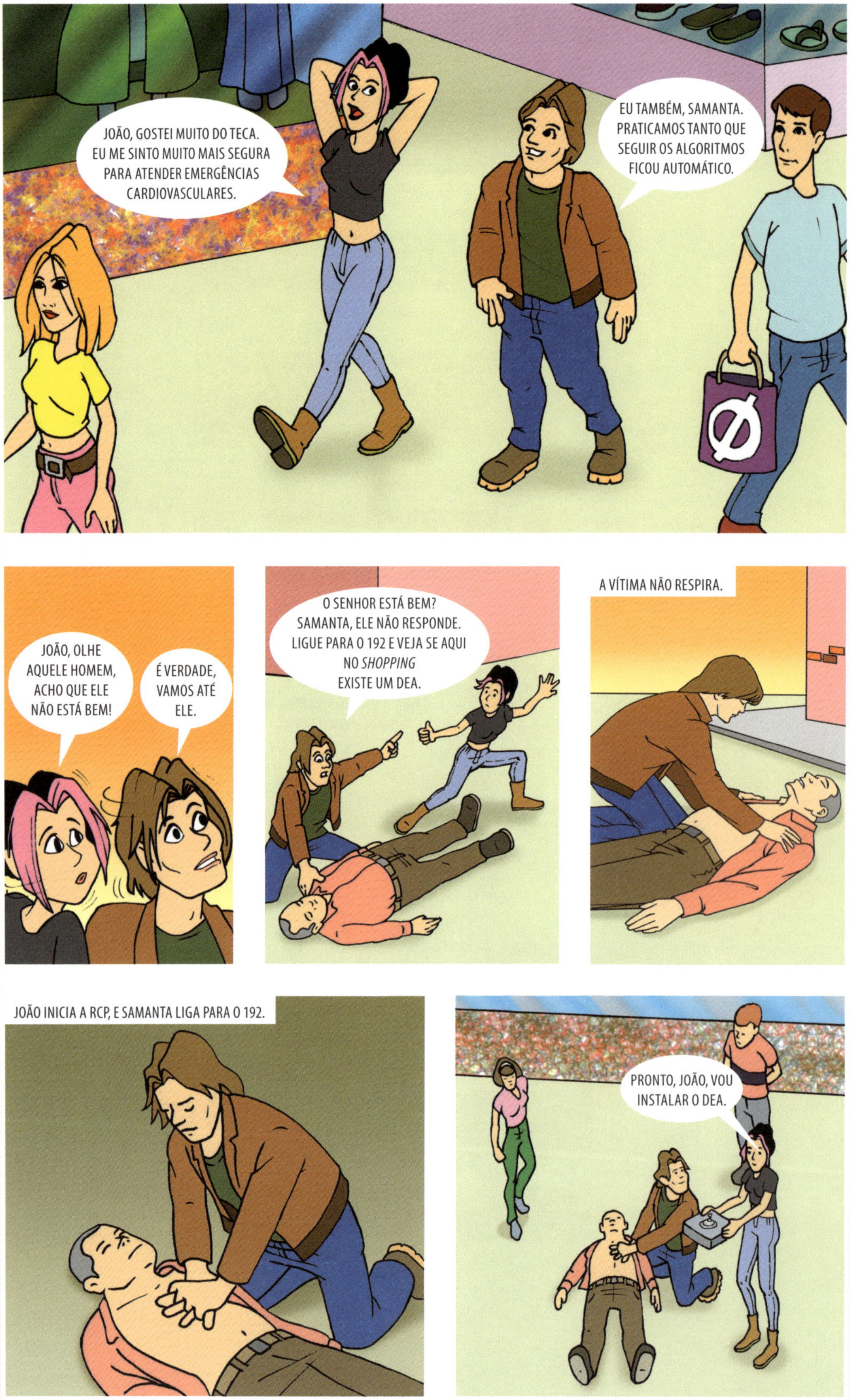
JOÃO, GOSTEI MUITO DO TECA. EU ME SINTO MUITO MAIS SEGURA PARA ATENDER EMERGÊNCIAS CARDIOVASCULARES.
EU TAMBÉM, SAMANTA. PRATICAMOS TANTO QUE SEGUIR OS ALGORITMOS FICOU AUTOMÁTICO.
JOÃO, OLHE AQUELE HOMEM, ACHO QUE ELE NÃO ESTÁ BEM!
É VERDADE, VAMOS ATÉ ELE.
O SENHOR ESTÁ BEM? SAMANTA, ELE NÃO RESPONDE. LIGUE PARA O 192 E VEJA SE AQUI NO *SHOPPING* EXISTE UM DEA.
A VÍTIMA NÃO RESPIRA.
JOÃO INICIA A RCP, E SAMANTA LIGA PARA O 192.
PRONTO, JOÃO, VOU INSTALAR O DEA.

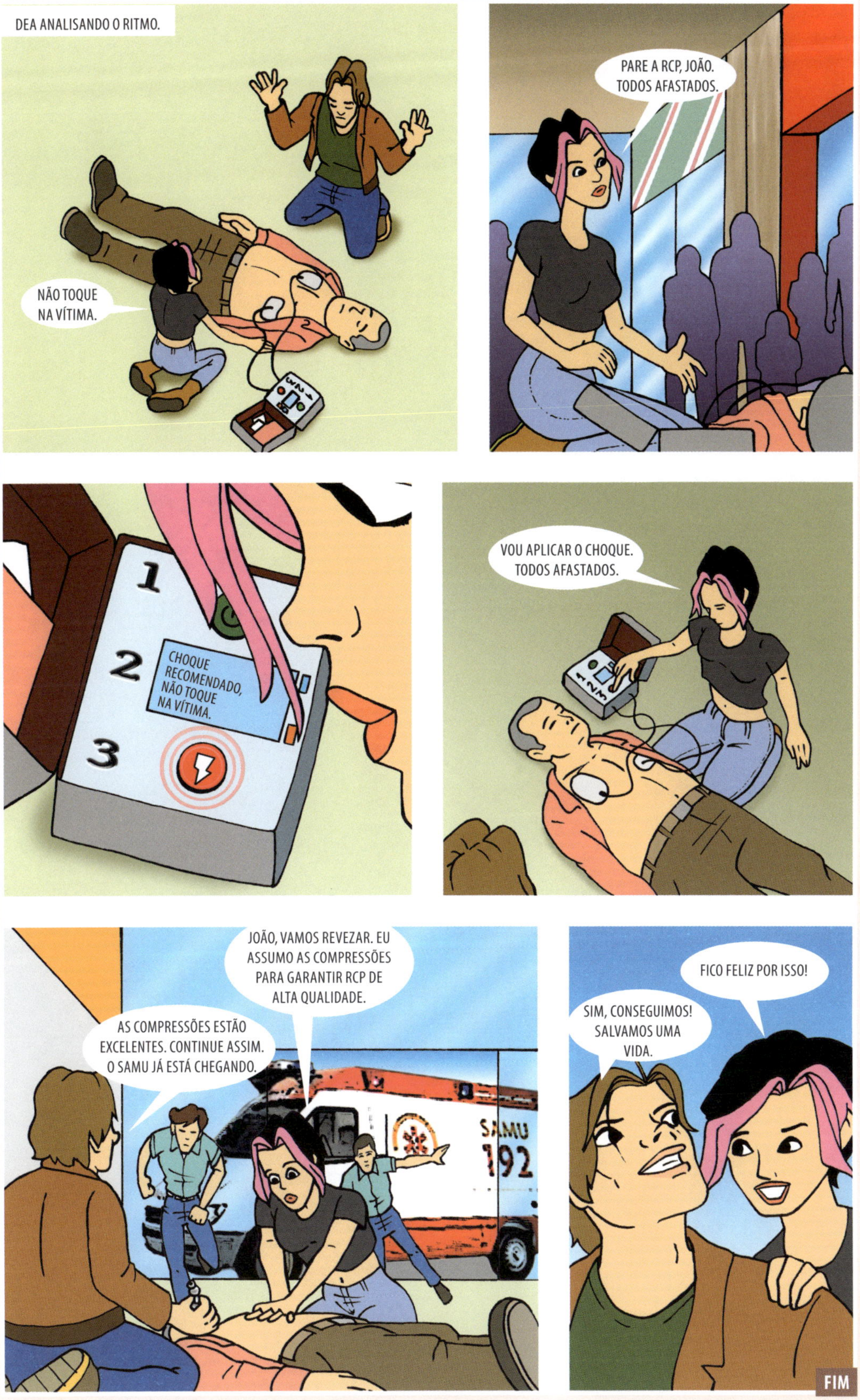
DEA ANALISANDO O RITMO.
NÃO TOQUE NA VÍTIMA.
PARE A RCP, JOÃO. TODOS AFASTADOS.
CHOQUE RECOMENDADO, NÃO TOQUE NA VÍTIMA.
VOU APLICAR O CHOQUE. TODOS AFASTADOS.
AS COMPRESSÕES ESTÃO EXCELENTES. CONTINUE ASSIM. O SAMU JÁ ESTÁ CHEGANDO.
JOÃO, VAMOS REVEZAR. EU ASSUMO AS COMPRESSÕES PARA GARANTIR RCP DE ALTA QUALIDADE.
SAMU 192
SIM, CONSEGUIMOS! SALVAMOS UMA VIDA.
FICO FELIZ POR ISSO!
FIM